月刊 精神科看護
THE JAPANESE JOURNAL OF PSYCHIATRIC NURSING

2021.12 CONTENTS
vol.48 通巻 353 号

特集

認知症看護
ケアへの拒否を招くもの

JN091267

※今回の『クローズアップ』『写真館』は休載させていただきます

認知症看護 ケアへの拒否を招くもの

● 座談会　拒否の背景を探る

本座談会では，まず認知症を原因疾患別から考えるさまざまな「拒否」の理由と対策を紹介する。そして，「拒否」を中核症状・周辺症状という枠組みからとらえた場合に導かれる適切な介入方法について検討する。

● 周辺症状にまみれた生活から離脱させることが認知症看護の目標である

不快を避け，快の刺激を提供しつづけることは根気のいる作業が必要となるが，その努力の結実は，その人を囲む空間をカンフォータブルなものにする。

● 座談会　ケアの拒否を振り返る

認知症看護（に限らず），看護は教科書どおりにはいかないもの。毎日が手探り状態。しかし，認知症の患者さんが生きている一瞬一瞬を快の刺激で満たしていくためには，そうした試行錯誤の手探りこそがもっとも大切なのではないだろうか。

特集にあたって

◉編集部

　認知症患者さんのケアにおいて，入浴・食事・排泄・口腔ケアなどへの拒否は日常的に起こる。そのたびに援助者は疲弊する。疲弊は次なるケアに悪影響を及ぼし，患者さんのさらなる拒否を招くことになる。ならばいったん気持ちを整理し，「なぜこの人は援助に対して拒否を示すのだろう」と拒否の背景に目を向ける必要がある。そこには認知機能の低下が関連しているのかもしれない。あるいは病前の生活パターンと提供されるケアの内容に齟齬があるか，そもそものパーソナリティが関連しているのかもしれない。本特集は「ケアへの拒否を招くもの」と題し，その拒否の背景にあるものを探り，推論した先にある，より適切なかかわりの方法を見出すヒントを提示したい。

　冒頭座談会では，認知症の原因疾患から「拒否」の理由と，そこから導かれる妥当な介入方法について検討を行った。そして，認知症看護は「周辺症状にまみれた生活から離脱させることが大目標である」という観点からカンフォータブル・ケアの実装のために個人／管理者でするべきことについて紹介する。最後の座談会では，「うまくいかなかった事例」を率直に語ってもらった。結局のところ日々手探りで行う試行錯誤，その専心の姿勢こそが，認知症患者さんにとっての「心地よい＝カンフォータブル」な空間をつくりだすのだ。

座談会 拒否の背景を探る
その先のケアに向けて

本論に入る前に

大塚 今回，森川さんと奥田さんと私で事前に座談会の準備として，特集全体のテーマである「認知症看護　ケアへの拒否を招くもの」について話し合ったのですが，結局のところ認知症患者さんが拒否を示すというのは，何も特別なものではなく，ある意味で必然ではないか，という話になりました。なぜなら，認知症ではなくても人は年齢を重ねていくことで，脳の機能低下をきたして，自分がおかれた状況やまわりの人たちとのかかわりにうまく対処できず，戸惑ったり恐怖を抱いたりします。そうした戸惑いや恐怖から生じる反応は，私たち看護師などのかかわる側から見れば「拒否」に映ります。

だから「なんでこの患者さんは自分の看護を拒否するのか」と悩むのではなく（悩むのはいいですが），ある程度それが認知症（高齢者）の1つの特徴と考えると，少しは仕事に対して気が楽になるのではないかと思います。

また，これは私の最近の入院経験からの気づきなのですが，脳卒中集中治療室の患者さんの様子を観察していると，脳血管障害によって状況に戸惑いを感じているために，看護師のケアに対して「嫌！　食べたくない」「触らんといて！」「起こさんといて！」と拒否を示していました。

看護師はもちろん怒りの感情をもたずにていねいに接します。この場面を見たときに，「拒否というのは患者さんにとって看護師（医療者）とコミュニケーションがとれる比較的用いやすい方法なのではないか」と思ったのです。「嫌や！」と言われた看護師は，「そんなこと言わないでご飯食べましょうね」「起き上がってみましょうよ」とさらなるコミュニケーションを試みます。「自分を誰よりも心配してくれている，大事にされている」と受けとめて，拒否をすれば看護師が特別な対応をしてくれることを習得し，安心感を得ているのではないかと思えたのです。このことが認知症の患者さんが示す拒否にも言えるかは定かではないのですが，拒否の

参 加 者

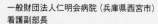

一般財団法人仁明会病院（兵庫県西宮市）
看護副部長
森川 晋 もりかわ すすむ

一般財団法人仁明会精神衛生研究所（兵庫県西宮市）
副所長
大塚恒子 おおつか つねこ

同 看護師長
奥田 仁 おくだ じん

背景にあるものを考える際のなんらかのヒントになるのではないかとは思います。

奥田　患者さんの示す拒否やあるいはなんらかのアピール行為は，その患者さんが訴えたいけどうまく表現できないSOSのサインである可能性がありますからね。その表現に対して単に「また拒否されてしまった」ととらえてしまうと，「患者さんには何か訴えたいことがある」というサインを見逃すことになるのかもしれません。

編集部　「自分がなんだか蔑ろにされている気がする」と思っていたら，キチンと人として扱ってほしい，自分と向き合ってほしい，という思いがうまく表現できず，メッセージの1つの形で"拒否"として表現しているというのは考えられますね。

大塚　それはあると思います。後々テーマとして出てくると思いますが，認知機能が低下している高齢者に対して，「そんなこと言わないでご飯食べましょうね」「起き上がってみましょうよ」と前頭葉に働きかけ理解を得るのは，前頭葉機能低下がみられる患者さんは混乱を招き拒否となるので，本能となる大脳辺縁（帯状回，扁桃体，海馬）に働きかける快刺激が有効とされています。それらと外れるかもしれませんが，拒否の背景には機能低下がみられても，前頭葉の機能の知性や思考，判断などが関与した「その人の意思」による拒否がみられることを考えないといけないと思います。

原因疾患別で考えてみる「拒否」

大塚　さて，前置きが長くなってしまいまし

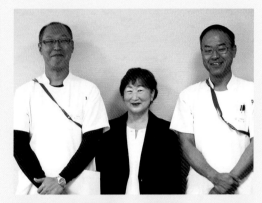

左から奥田看護師長，大塚副所長，森川看護副部長

たが，認知症の原因疾患別（アルツハイマー型認知症，前頭側頭型認知症，血管性認知症，レビー小体型認知症）によって拒否の形はどう変わるのか，また脳機能の側面から，どのようなかかわりがその拒否を和らげるのか紹介いただきたいと思います。まずは奥田師長からお願いします。

奥田　まずアルツハイマー型認知症からお話しします。「入浴の拒否」をする場面を考えていきたいと思います。特にアルツハイマー型認知症の方の拒否の場合，背景に記憶障害や見当識障害があることが多いため，いまの時間がいつなのか，自分がどこにいるのかという認識ができず，「こんな真夜中に風呂に入れるわけがないだろう」と拒否されました。歌がお好きだったので一緒に口ずさみながら少し散歩をして入浴に導きました。

ここで，「入浴の時間なのでお風呂に入らないといけませんよ」というストレスを与えるような声かけの仕方では，かえって拒否は強くなってしまうことも考えられます。このように，正しい時間や入浴の必要性を説明するので

はなく，「ちょっと散歩しましょうか」と歌を口ずさみながら行動を転換したことで入浴に導けたのは，患者さんにとっては不快と感じたことをすぐに忘れることができたためです。この忘却機能は海馬でのGABA系が亢進し忘れることができたのですが，不快な刺激は海馬へのGABAの放出が低下させてしまい忘れることができなくなります。現状に目を向けさせ先延ばしをすることによって，GABAが放出されて容易に記憶から脱落し，それに伴う不安や焦燥が自然消失して落ちついたと思われます。

次に前頭側頭型認知症の方で，同じく「入浴の拒否」が見られた場面です。前頭側頭型認知症では，前頭葉機能低下から興味や関心が著しく狭くなり，常同的で同じ行動をくり返します。常同行為は強制行為のために患者にはとめることができず，これを無理に制止して入浴に誘導することは，激しい拒絶や暴力につながります。

前頭側頭型認知症は，獲得した日常生活上の技能は初期まで，記憶，見当識，計算力は中期まで保持されることや，思考，判断，抽象的表現という実行機能の障害が見られることを把握しておきます。これらを踏まえ，徘徊をくり返しコップを探す常同行為を活用して，コップを脱衣場の近くに置くことで，扁桃体に脅威を与えない形で行動調整が可能となる場合があります。

森川 血管性認知症は私が説明します。血管性認知症の方で「食事の拒否」がある事例です。血管性認知症の場合，ある程度記憶が保持されている方も多いものです。ただしうつ状態や感情障害あるいは意欲低下がみられることも多いため，「食事はいらない」と拒否されがちです。

ここで「摂取できなければ点滴」という判断を迫ることは，扁桃体を刺激してさらなる激しい拒絶を招きます。そのため，食事を1回で済ませなければならないとは考えず，小分けにするなど，少しずつ摂取を進めていくといいと思います。記憶はある程度保たれているので，気分に働きかけるように，昔話などをしたりしながら楽しい雰囲気をつくって摂取を進めるというのも効果的だと思います。

あるいは，食堂に足を運んでもらい，食事を確認するという視覚的刺激が海馬や帯状回に作用し，穏やかさを取り戻し，行動調整が可能となる場合もあります。

大塚 レビー小体型認知症の「オムツ交換の拒否」の事例を説明します。ある患者さんは，オムツ交換のたびにスタッフを殴りつけたり，蹴ったりする方でした。だから数名がかりでしかオムツ交換ができませんでした。レビー小体型認知症は，認知機能の変動があります。これに伴い幻視や妄想，人物誤認，失見当識があり，激しい恐怖によって拒絶的な暴力行為にいたることがあります。

このことを認識しない対応は，扁桃体に脅威を与え，内臓や身体に影響し，心拍数を増やす，興奮するなどの自律神経の反応を引き起こします。認知機能の変動とは，しっかりしている場面と，ぼーっとしている場面があります。そのため，その患者さんの1日の状態をよく観察して，しっかりしている場面を狙って，オムツ交換をしてみたら，スタッフ1人で行うことができました。

さて，アルツハイマー型認知症，前頭側頭型認知症，血管性認知症，レビー小体型認知症それぞれの特徴を踏まえたさまざまな"拒否"へ

の対応を述べてもらいましたが，振り返って言葉にすれば簡単に思えますが，臨床ではそうはいきませんよね。「拒否」への対応について，スタッフにはどのように対応方法を伝えているのでしょうか？

奥田　私の病棟では，スタッフのこれまでの認知症患者へのかかわりのなかから成功体験を集約して，個別に「この人はまずはこうした方法をとりましょう。だめだったらこの方法。それでもだめならこの方法」というように連絡ノートにまとめています。また，回想療法の要素を取り入れて，昔の物の写真を収集して活用しています。

たとえばダイヤル式の黒電話，昔の洗濯機，車のミゼット，ベーゴマ，1964年東京オリンピックなどを用意して，「この患者さんはこれを示すと落ちつく」などを共有したり，原因疾患別特徴を踏まえて"してはいけない対応"に焦点を当てて，カンファレンスで確認しあっています。

中核症状・周辺症状という 枠組みから考える適切な介入

大塚　さまざまな形で示される拒否をどうとらえるかで，何が適切な介入の方法なのかが導かれると思います。ここで思い出してほしいのは，中核症状（記憶障害，見当識障害，理解・判断力の低下，実行機能障害，言語障害／失語，失行・失認）と周辺症状（妄想，抑うつ，不眠，幻覚，意欲の低下，興奮，徘徊）などの心理症状や行動の症状）という枠組みです。

つまり，「拒否」とは異なりますが，尿失禁を

たんに周辺症状からくるものととらえてしまうと，オムツ着用になりますが，これをおおもとの中核症状という観点から見れば「この人はそもそも記憶障害から入院中であることがわかっていない。見当識障害や失認によりトイレの場所がわからないからトイレにたどり着けない。また実行機能障害からトイレに入って便座まで進み，下着を下げて便座に座って排泄するという一連の流れができない。また失語から尿意や誘導を訴えることができず，失行からトイレの使い方がわからないのだ」ととらえることができれば，ケアの方法としては「オムツ着用」ではなく「一緒にトイレに入って患者さんが排泄できるように援助すること」だと判断ができるはずです。

森川　「財布がなくなった。盗ったんじゃないか！」と興奮して家族を非難するということはよくありますね。たいていはしまった場所が中核症状である記憶障害によってわからなくなっているだけなのですが，財布をなくしてしまったら誰でも程度の差はあれパニックになったり興奮したりしますよね。そのパニックや興奮（周辺症状）だけに焦点をあててしまうと……。

大塚　「物盗られ妄想」に伴う混乱や興奮に対して薬物療法が選択される。

森川　あり得るでしょうね。

大塚　今回のテーマである「拒否」も同じだと思うのです。「拒否」を周辺症状とだけとらえるか，よりその奥にある中核症状ととらえるかで，ケアの方法は変わってくるような気がしますが，いかがでしょうか。

奥田　私たちが目にするさまざまな拒否は，表面的には周辺症状に由来するものですが，その奥にある中核症状に目を向けなければ，適切

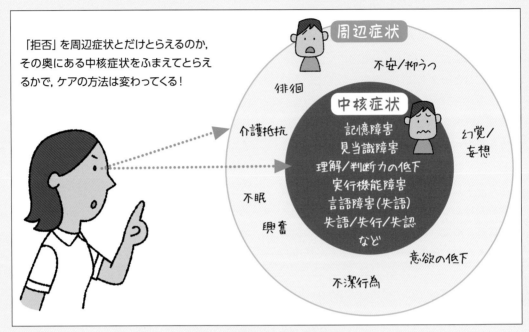

「拒否」を周辺症状とだけとらえるのか，その奥にある中核症状をふまえてとらえるかで，ケアの方法は変わってくる！

周辺症状

不安／抑うつ

徘徊

介護抵抗

中核症状

記憶障害
見当識障害
理解／判断力の低下
実行機能障害
言語障害（失語）
失語／失行／失認
など

幻覚／妄想

不眠

興奮

意欲の低下

不潔行為

図1　「拒否」をとらえる視点

なケアを選択できないというのはそのとおりだと思います。拒否≒周辺症状と短絡的にとらえると，「とりあえず頓服で対応しようか」という選択になりがちです。そうではなくて，拒否を前にしたときに，周辺症状の奥にある中核症状をかかわりながらひもといていくことが大事だと思います。

具体的に述べてみます。点滴に対して「やめろー！」と拒否する認知症の患者さんがいました。周辺症状としてみたら，この状態は不穏や興奮ですよね。もし，この不穏や興奮だけに焦点をあてて，それをなんとかしようと考えると，たとえば抑制のような手段が選択されてしまいます。そうではなくて，その奥にある中核症状をアセスメントしていきます。そうすると記憶障害，見当識障害，理解・判断力の低下によって「自分がいまどういう状況にあり，な

ぜ点滴が必要なのか」がわからないために，いわゆる不穏・興奮状態になって拒否をしているという背景が見えてきます。その背景が理解できれば，無理やりな介入は効果がないと判断でき，別の方法を模索することができます。

大塚　この場合，どう看護を展開したのですか？

奥田　この患者さんは踊りが好きな方でした。そのため盆踊りで使う音楽をかけたのです。そうすると「やめろー！」という拒否はしずまり，踊り出しました。そこで目線を合わせて私のほうに集中してもらって，その間に別のスタッフに処置をしてもらいました。

編集部　拒否は周辺症状からくるものと短絡的にとらえず，中核症状にまでさかのぼると自然と無理な介入を選択しなくなるというのはわかりやすいですね。

森川　これは拒否とは違いますが，別のケースで介護困難から入院となった重度の認知症の方がおられました。入院前は奥様と2人暮らしでした。入院後は奥様と離れ離れになる不安から混乱し，徘徊が見られました（認知症中期になると周辺症状が発症して入院となる）。私たちは病棟で奥様を探し回るこの方を抑制したり制止したりすることはありませんでした。なぜならそれが記憶障害・見当識障害などの中核症状によってもたらされるものだと理解していたからです。もちろん徘徊という行為がほかの患者さんに悪影響のないようにという配慮は行いました。

大塚　この方にはどんなふうにケアを提供したのでしょうか。

森川　マンツーマンでかかわるなど，安全を保ったうえで，その瞬間瞬間で不安・興奮を和らげるようなケアを続け，周辺症状が軽減していくのを待ちました。徘徊している途中で雑誌を見てもらうなどしていましたね。ちょうど棋士の藤井聡太の写真を目にして「あー」と反応され（失語があったので正確にはわかりませんが「知っている人」と言いたかったのかもしれません），多少そのときには落ちついていました。また徘徊は再開されましたが。

奥田　そこで，「奥さんは，心配していましたが，病院に入院したから帰りましたよ。部屋に戻りましょうね」とは言わないですよね。

森川　そうですね。前頭葉の機能低下が起こっているわけですから，中核症状の見当識障害（いま自分がどこにいるかわからない）・実行機能障害（部屋への帰り方はわからない）の存在に看護師が考えをいたらせられれば，この状況では言葉による説明・説得では効果が期待でき

ないことがわかります。もし自室の戻ってもらう必要があるのであれば，「お部屋に戻ってください」という言葉かけではなく，手引き歩行で部屋まで誘導していました。ここにはきちんとしたアセスメントがありますので，手を引いて自室まで戻るというのがケアになるのだと思います。

大塚　ここまでの話をまとめると，「拒否」の理由をアセスメントしていく際に周辺症状だけに焦点をあててしまうと，その「拒否」を抑えることに目が向いてしまい，場合によっては不必要な薬物療法や行動制限などのミスケアを招いてしまう。それを避けるためには中核症状まで遡ってその人をアセスメントすることで，「拒否」の必然性が理解できるようになり，ケアにゆとりが生まれるということになる，ということだと思います。

「拒否」から「受け入れ」への変化

大塚　さてここまで「トイレ」「入浴」「食事」といったように，個別の局面での「拒否」について考えてきましたが，実際の臨床では大小さまざまな拒否があります。そうした「拒否」に対してどのように判断をして，適切な対応を選択していくかについて実際の事例を紹介していただき，そこから導かれる適切なケアについて検討したいと思います。

森川　アルツハイマー型認知症の80代の女性の方で，食事・排泄などはある程度自立しているのですが，入院しているという認識が低く（「施設に入っている」という認識がある程度），レントゲンや採血などには拒否が多く見られま

した。また，感情的になる場面が何度かあり，ステーションに来ては扉を素手や脱いだ靴でたたき，「いい加減にして！　帰らせて！　（息子に）迎えに来るように言って！」と大声を出すこともありました。

　ある日も，「帰らせて！」とナースステーションのドアをたたいていました。数年前に亡くなった旦那さんの遺骨のことが心配なので，「息子に連絡とってほしい」という思いがあったようです。私たちはいつもどおりにステーションに入ってもらい，用意したイスにかけてもらって，チョコなどを食べてもらいながら，話を聞いていました。

　ただ，この日はなかなかおさまりがつきませんでした。「それならば」と私たちは息子さんに電話かけました。息子さんはこうしたことに対してきちんと対応してくれる方であったので，お母さんの話を聞いてくれるだろうという考えもありました。しかし私たちが息子さんに電話をかけ，その電話をこの患者さんに代わったとたんに「あんたいい加減にしい！　私をこんなところに閉じ込めて！」と怒鳴り始めてしまいました。制止せず様子をみていましたら，数十分一方的に怒鳴った後電話を看護師に渡しました。息子さんにはお礼の言葉を述べていったん電話を切りました。

　息子さんに電話をするという選択は誤りかなと思いましたが，この患者さんは先ほどの様子とはうってかわって，「私，うるさかった？　怖かった？　なんだか息子の声を聞いたら腹が立ってしまって。でも電話ができてすっきりした」と，たしかにすっきりとした様子に変わっていました。息子さんへの怒りが看護師に波及することはなく，2〜3日間は電話をかけたこ

とを覚えており，「また電話かけさせてくださいね」と話しをしたり，それ以前は頑なに拒否していた諸々の検査も受け入れてくれるようになったのです。

大塚　結果的にはよかったのですが，電話をかけさせることで，状態が悪化して，後の対応が困難になるという危惧はなかったのでしょうか？　「いろいろ言われて面倒だから電話させた」というわけではないですよね。

森川　患者さんの通信を制限しないという原則も念頭にありましたが，本人がそうしたいというのであれば，それをしてもらうのが大事だろうという判断がありました。この場合でいえば，患者さんの思いを私たちが代理で息子さんに伝達するという方法もあり得ましたが，それでは本人の本来の希望とは異なります。この患者さんの希望はあくまで「自分が息子に電話をする」ということでしたから。それと本人の希望を叶えても混乱されない認知機能レベルだと判断したのだと思います。

　検査を拒否する行為は，当初は看護抵抗という周辺症状と判断していましたが，セルフケアが自立しており，ご主人の遺骨を案じて帰りたいと願うご本人の意思ととらえたのだと思います。患者さんの思いを受けとめたことで，帯状回に働きかけて，社会的共感や他人との協調，行動調節がはかられたのではないでしょうか。その結果，オキシトシンが分泌し愛着と関連して，不安の軽減，他者との交流を促し，息子さんや看護師との信頼が増して，慣れ親しんだことに心を引かれたのだと考えます。

奥田　私の病棟でも，家族から送ってもらった家族写真をビリビリに破ってしまうというような，軽度から中等度の認知症の方がいらっし

ゃいました。この行為を「家族に会うことを拒否している」ととらえてしまってはそこでこの方への支援は途絶えてしまいます。私たちとこの患者さんとの関係のなかで，表面的には拒否をしていても「家族に会いたい」という希望があることはわかっていました。そこで遠方の娘さんにZoomで遠隔での面会を提案し，承諾してもらいました。患者さん本人は「いらん」と拒否していましたが，娘さんとお孫さんの写ったパソコンの画面を目の前にもっていくと，わーっと泣き出しました。そこから不穏のような状態は軽減していきました。

　大塚　2つの事例ともに，その人の本意を理解し，希望や目的を完遂させたことで，拒否から受け入れへと態度が変わったというケースですね。でも日常で遭遇する拒絶の本意をくみ取ることは難しく，「本意なのか単発的な言動なのかよくわからない」などの経験が少なくないのではないでしょうか。今回の2事例は，認知機能のレベルを判断したことが成果につながったといえるのかもしれません。患者さんの言動からの判断や，脳の画像検査や心理検査（MMSEやHDS-Rなど）のデータの活用も重要だと思います。

拒否と個別性（の無視）

　奥田　ここで個別性に関して検討したいと思います。より具体的にいえば，個別性が蔑ろにされることで，結果として「拒否」を招くのではないかという懸念です。たとえば個人的なことをいえば，私がたとえば認知症になった場合，同じ認知症の人に交じって「はーい。では塗り絵してください」と言われたら，おそらく感情を害して拒否するでしょう。これまで自分が生きてきたその生き方，価値観が無視された気になると思います。人としての尊厳が傷つけられる。この座談会の冒頭で話に出たキチンと人として扱ってほしい，自分と向き合ってほしい，という根源的な思いは誰にでもあると思います。そういった意味で，患者1人1人の個別性を尊重することを前提に看護を提供するということが原則になってくるし，極力拒否を招かないために必要な態度ではないかと思います。

　森川　それはそうだと思います。結局のところ，「認知症だからみんな一緒」と考えてしまうとズレが生まれるということなのでしょう。

　これは余談になりますが，カンフォータブル・ケアをマニュアル化して，たとえばすべての患者に同じような笑顔（あるいは敬語）を提供することが，認知症ケアの質の均一化に役立つと考えるむきもあります。

　実は私は，それは少し違うのではないかと思っているのです。その笑顔がある個別の患者さんに快の刺激を与える場合ももちろんあるでしょうが，別の患者さんにとって同じく快の刺激になる，とは決して言えません。場合によっては「なにを笑っているんだ」と怒りの反応を示す患者さんだっているでしょう。この点は個別性ということに関連して述べておきたいと思います。

　森川　それはそうだと思います。結局のところ，「認知症だからみんな一緒」と考えてしまうとズレが生まれるということなのでしょう。長谷川式簡易知能評価スケールが2点だから，この人は何を言っても入らないだろう，という態度ではケアは生まれません。最低でも「この人

はいまでこそ“長谷川が2点”だけれども，現在までいたる人生のなかでさまざまな経験をしてきた」と考えることで，大幅に脳機能が低下していたとしても，看護師はその患者さんに対して，「本意や希望や目的をもった1人の人間」として向き合うことができるのではないでしょうか。

　もちろん，個別性さえ担保できていれば，すべてよし，拒否は起こらないというわけではありませんし，認知症の理解はそんなに簡単なものではありません。脳の機能の変化，神経伝達物質の変調，この座談会でも話題になったように，それらに影響された中核症状の出現などが相まって拒否という現象が生じるわけですが。

　奥田　もう少しこの話を続けていいですか。「個別性を尊重すること」「その人の尊厳を傷つけないこと」が極力拒否を招かないために必要な態度だと述べましたが，別の言い方をすれば，個別性を尊重されていない，尊厳を傷つけられたことで拒否を示すというのはある意味で健康的であるともいえるわけです。拒否を，まだ残っている認知症患者の健康的な部分として読み替えるという観点は，冒頭で大塚さんが述べた「拒否を『患者さん側から考えてみる』」ということに通じるのではないかと思います。

　大塚　「その人の尊厳を傷つけない」ということを認知症看護で具体的に実行する場合，「患者さんにも役割や責任を担ってもらうという」という発想が必要だと思います。たとえ認知症の末期近く，脳機能の全般的な低下があっても，オムツ交換を行う際，「左に向きますよ」と語りかける。

　あるいは，食事介助の際に「口から食事を摂ることは○○さんの体にとって大事なことなの

です。食事を摂ることは，○○さんの役割でもあるんです」と語りかける。これは言葉かけによって前頭葉に働きかけて理解してもらい協力を得るという目的ではなく，そうした末期の状態においても，患者さんにも役割や責任を意識していただくことが尊厳を大切にすることになると思います。

「脳の可塑性」という可能性
―認知症看護を粘り強く

　大塚　これまでの研究から，研究から損傷後に再生は起こらないとされてきたニューロンやシナプスの再生，再構成が起こることが明らかになり，リハビリテーションの現場では使用依存的可塑性を根拠としたパラダイムシフトが生じています[1]。認知症看護においても，この脳可塑性という観点からのアプローチもなされています。たとえば，味や匂いの記憶は情動を伴って蘇りやすいという研究結果から，これらの感覚刺激は海馬系や扁桃体系に強く働くことが示唆されています。認知症は海馬や扁桃体のニューロンの変性・喪失が推定される部位であり，嗅覚刺激や味覚刺激を有効に用いることで，ニューロン再生の手がかりが得られる可能性があります。

　このことがすなわち看護のかかわりによって重度の認知症患者の脳の可塑性（による劇的な改善）ということにはつながるとは決して言えませんが，拒否を回避するかかわり，つまり大脳辺縁系への働きかけは，認知症による器質的障害がみられてもシナプスの補填・回復が得られることが示唆されています。脳の可塑性と

いう機能を信じることは「今日はやっぱり介入を拒否されてしまったけれど，明日は別の方法でかかわってみよう」という，認知症看護を粘り強く続けるための下支えにはなるのだろうと思います。本日はありがとうございました。

〈終〉

〈引用・参考文献〉
1）蒲恵藏：類・認知症を含む認知症の分類・症候—臨床推論のための基礎を学ぶ．精神科看護，48（5），p.10，2021．

研究参加者募集 （インタビュー実施期間：2021年11月20日〜2022年2月25日）

「病いの語り」と精神科看護実践に関する質的研究

本研究では「当事者の語りをきく」という看護師の経験と，語りをきくことを通して看護実践が変わっていく様相の記述をめざしています。以下についてご協力をいただけましたら幸いです。

1 本研究のインタビュー調査は精神科看護の実務に携わっていらっしゃる看護師の方々を対象としております。下記の問い合わせ先へメールをお送りいただければ，調査内容等の詳細について説明させていただきます。

2 1名につき2回程度，60〜90分ほどオンラインでの個人インタビューにご協力ください。お話しいただいた内容を正確に記録するため，ICレコーダーを用いて音声を録音させていただくことをご了承いただきたくお願いいたします。

3 オンライン個人インタビューでは，当事者の「語り」や「語りをきくこと」を通して，ご自身の看護実践が変わったり，影響を受けたと感じる印象的な経験についてお話しいただければ幸いです。

※本研究は研究代表者所属機関の研究倫理審査委員会において承認を得て実施しております。お話しいただいた内容は研究倫理指針に基づいた取り扱いを遵守いたします。また，研究代表者の都合により，ご連絡いただきました人数の関係でお断りしなければならない場合がございます。あらかじめご了承いただけますようお願いいたします。

問い合わせ先

甲南女子大学看護リハビリテーション学部看護学科
精神看護学領域　助教　眞浦有希　E-mail：maura@konan-wu.ac.jp

周辺症状にまみれた生活から離脱させることが認知症看護の目標である

執筆者

医療法人北仁会旭山病院（北海道札幌市）
看護師長
南 敦司 みなみ あつし

認知症看護において拒否は「起こるもの」と考える

　私たちが認知症患者さんに提供するケアが，そのときの患者さんにとって受け入れ可能なものか否かでいえば，「受け入れられない」ということのほうが多いものです。受け入れてくれなければ，患者さんは当然のように拒否します。認知症看護では拒否はつきものです。認知症看護における「ケアの拒否」を考える場合，まずはそのことを大前提にする必要があるでしょう。そして，その拒否の背景は，意外とシンプルなものだったりします。たとえば「単純に『嫌だ』と言いたかっただけ」かもしれません。とにかく「嫌だ」と言いたい人もいますよね。「お風呂行きましょうか？」「行かない」「食事召し上がりませんか？」「食べない」など，もともと性格的にとにかく一言，言いたい人はいます。認知症になってもその傾向が残っているので，「嫌だ」というところからコミュニケーションが始まる。この場合，うまくお風呂場に誘導できたり，食事の場に来てもらえれば，入浴できたり，食事が摂れたりします。案外，「拒否」は容易に「受け入れ」に代わることがあります。その背景を探ることは重要ですが，あまりにその背景を複雑にとらえてしまうと，余計に話がこ

じれてしまうことがあります。

では，もし私が認知症の患者さんからなんらかの拒否を示されたらどうしているか。まずはそのときの場面をスパッと切り取ったその瞬間だけをとらえるようにしています。その瞬間をとらえて，（これは至極当然の反応ではありますが）「あぁ，いまは嫌なんだな」と一呼吸おいて考えます。認知症看護に限らず，ケアは一方通行になりがちで，その患者さんが食事をしたくない時間にご飯を食べてもらうことになったり，そうしたくないタイミングでお風呂に入ってもらうといったこともあります。それに対して「嫌だ」と表現する自由は誰にでもあります。だからまずは「嫌なんだな」と受けとめる。

「そのときの場面をスパッと切り取ったその瞬間だけをとらえ」と述べましたが，それには理由があります。まずそうした「嫌だ」という気持ちを受けとめる時間が必要だからです。「嫌だ」と表現される背景を探るのは大事なことですが，反射的に，一足飛びに「背景」を探ろうと考えると，人は焦るものです。余裕のないケアはそこから生まれます。だからこそ「いまは嫌がっているんだな」と一拍おくことがまずは重要です。

ミスケアは焦りから生まれる

1)「上手な看護」と「拙い看護」

焦りはミスケアを招きます。援助側として患者さんに「こうしてほしい」と想定していること以外の反応が生まれれば焦るものです。ここが「上手な看護」と「拙い看護」の分かれ目です。端的に言ってしまえば，想定外の反応を前にして「あわわ……！」となってしまう看護師は「上手」ではありません。看護師の「あわわ……！」という反応をまのあたりにすれば，患者さんもそれに反応して「あわわ……！」となります。

よくあるのが，明確な拒否は示していないのだけれど，こちらからの投げかけに対してまったく反応を示さない患者さんに対する焦りです。「何を言っても，何をしてもこちらの問いかけに対して睨んでくるばかり。これではケアのしようがない。どうしたらいいものか」と。これも単純です。それでも焦らないこと。焦らないでこの患者さんが「睨む」ということをしている原因を想定し，それをなくしていくような環境設定をしていけばいいのです。

いちばん問題なのが，焦ることによって看護師の感情が表に出てしまいますから，相手も症状を強くさせ，余計にケアがこじれることです。そのいちばん手前で手を打つ。これはカンフォータブル・ケア（以下，CC）の基本的な態度「援助者はゆったりとした構えで患者に対応し，不快を与えず，その場を快の刺激で満たす」とも通じます。「援助者はゆったりとした構えで患者に対応」するためには，「そのときの場面をスパッと切り取ったその瞬間だけをとらえる」，これが1つのコツなのです。

2) 焦らないことから始めよう

私は一時期，救命救急の現場で働いていたことがあります。救急に運び込まれる患者さんに対応するたびに「うわー！　えらいこっちゃー！」と看護師が焦っていたら，患者さんは混乱して恐怖を感じるでしょう。また焦ることで業務が滞ってしまえば，最悪の場合，取り返しのつかない事態となります。手足と頭はフル回

転。しかし気持ちは冷静。心のなかでは「これは厳しい状況だ」と思っていたとしても，「すぐ手当てしますから，大丈夫ですよ」と冷静に声がかけられること。これが看護師の基本のスタンスだろうと思います。

精神科急性期の看護も同様です。興奮状態にある患者さんを前にして焦っていたら，その感情が患者さんに伝わり，余計に患者さんを興奮させてしまいます。また焦りから物理的な距離感を保つことができず，暴力を受けるかもしれません。とにかく焦らず，ギリギリの距離をとり，「少しだけ話を聞かせてくれませんか？」とゆっくりとしたトーンで話しかけます。患者さんは興奮が収まらず「うるせー！」と反応するかもしれません。それでも焦らず，「深呼吸しませんか？　僕も深呼吸してみます。立っていたらいい話できませんから座りませんか？　僕なにもしませんよ。ほら両手あげときます」と，患者さんにいったん座ってもらい，体を駆け巡っているアドレナリンを落としてもらう。ここで落ちつかせることができれば，そこから会話を続けられますし，会話を続けることができれば，身体拘束などの強制的な処置（つまり不快な刺激）を提供しないで済みます。

では認知症ケア。現場があわただしく「5分で戻ってきます！」というような声が飛び交っています。しかし往々にして，この「5分で」という約束は突発する事態によって果たされません。予定が先延ばしになり，思いどおりにならない。こうした状況ではいくらプロといえどもイライラするのは人間としてあたりまえです。あたりまえ，なのですが，このイライラが表に現れるその瞬間から，CCは崩壊しはじめることを自覚しましょう。

3) 日々できる訓練を

看護業務には感情を乱される場面がつきものです。それをみだりに表に出さないためには，訓練が必要となります。援助する側が不快感を出さずにケアを進めていくことができれば，相手に不快刺激を与えることが少なくなり，患者さんには落ちついて日々を過ごしてもらえます。そのことで自分も看護が楽になる。こうした循環は理想的なものですし，現場の人は実感として感じていることかと思います。ただ，「そうはいっても（うまくいかない）」というのが本音でしょう。

大切なことは，こうした循環を個人の努力によってのみ達成させようしようとせず，毎日自身のケアを振り返る機会と周囲からのフィードバックがあることです。私はいつもの終礼の場で，「今日，うまくいったケアがあったら話してみてください」と投げかけています。そうすると「いつも怒りっぽい○○さんへのケアですが，意識して『ニコ』っと笑って話しかけたら，笑い返してくれました。その反応があったので焦らないで済みました。そしてそのままの状態を保つことで，いい雰囲気で，スムーズにオムツ交換ができました」と，うまくいったケアを話してくれます。それに対して私は「それがいい仕事なんですよ。笑い方が上手になったんですね。よかったですね。明日もそれを続けましょう」と毎日フィードバックしています。

CCの観点からいえば，「相手からいい反応を引き出して，はじめてそのCCが成功といえる」のです。「常に笑顔」「常に敬語」「やさしく触れる」というケアを実行しても，反応を引き出せなければ，あるいは反応を読みとれなければ，（失敗とはいえませんが）上手だとはいえませ

ん。うまくなっていくためには評価し合うことが重要です。「ここはできているよね」「ここはまだ努力が必要だ」という評価をしあえることで，日々，病棟の雰囲気は変わっていきます。病棟の雰囲気が変わっていけば，ケアする側にも余裕が生まれ，1人1人の患者さんの状態も変わっていくはずです。たとえば「おこりんぼさん」で入院時にはほとんどケアを受け入れてくれなかった患者さん。まずは1週間で評価してみる。まだ時々，緊張感があって入院生活になじめていないぶん，拒否が見られるけれど，CCを駆使して快刺激をたっぷり提供したり，ケアする人をうまく変えたりすることで，ケアを受け入れてくれることが増えてくる。これをくり返してチームで共有することで，1か月も過ぎれば入院時の状態は嘘のように，ケアへの拒否が見られなくなる。こうしたことは私たちのチームではよく見られます。

試行錯誤と管理者の役割 —CCを実装しましょう

1）「型」ではあるがマニュアルではない

　さてここまで特集のテーマである認知症患者さんの示す拒否に対する考え方と対応の仕方について，若干CCの話を含めつつ述べてきましたが，以下では，CCという方法がいかにして習得されていくかについて具体的に解説していこうと思います。

　1つ前提として強調しておきたいのは，CCは「型」ではありますが，いつでもどのような患者さんに対しても有効な「不変のマニュアル」のようには使えません。認知症患者さんに限らず，

100人の患者さんがいれば，100通りの個性があるわけですから，「これさえ覚えて実践すれば大丈夫」というような方法は本来存在しません。ただ基本となる「型」はあり，そしてその型は基本的にはシンプルなものであるはずです。CCはそうした意味においてのみ，「型」と呼べるのです。

2）「天然素材」的な人から学ぶ

　上記を踏まえて，まずは個人がCCを身につけていくためにはどうしたらよいか。こんなことを言えば元も子もないのですが，天然素材的に，ナチュラルにCCが示している方法ができてしまっている人がいます。それは資格者・無資格者問わず，です。その人に聞けば「え？私，普通にケアしているだけだけど……」というかもしれませんし，往々にしてどうしてそれができているかを言葉にはできないものです。しかしCCを知っている人から見れば，結果的にCCができているし，患者さんからはよい反応を引き出せている（それが，認知症看護ができている何よりの証拠です）。CCを実直に学んでいる人からすればうらやましい限りだと思いますが，身近にそうした存在がいるのであれば，その人のケアの方法から学びましょう。簡単にいえば真似をしたらいいのです。

　真似るためには「その人」のケアをよく観察することが肝要です。そうするといくつかの発見があるはずです。たとえば，姿勢。あなたはいつも膝を伸ばすようにして患者さんの前にいるけれど，「その人」は常に中腰でいるかもしれません。あるいは，仕草。「その人」はいつも患者さんに何かをお願いするときに，大きく腕を拡げて懐深く誘っているかもしれません。また

は声かけ方法。よくよく注意深く聞いていると「その人」は特定の患者さんに対して「命令」ととらえられるような言い方をしていないかもしれません（「○○しましょう」ではなくて、「○○すると気持ちいいですよぉー」と言っていたり、あるいは最小の言葉で「どうぞどうぞ、こちらへ、こちらへ」と笑顔で語りかけるだけ、など）。

そうした観察から1つ1つ学び、真似て、自分でもやってみる。もちろん真似たことがそのままあなたがケアを提供する患者さんに有効である保証はありません。むしろいままでどおりにうまくいかない場合のほうが多いでしょう。そのときに「うまくいかなかった」と単に引き下がるのではなくて、患者さんの反応をきちんととらえましょう。その反応を見極めて、試行錯誤をくり返すことによって、うまくはまる方法が見つかるかもしれません。そうすればあなたの引き出しは1つ多くなります（100通りの個性のある患者さんに対応できるには、100通りの引き出しをもっていたいものです）。そしてその「うまくはまる方法」をチームで共有し、みんなが共通してできるケアを見出せていければ、そのチームの認知症看護は洗練されていきます。

CCの実装のための、管理者の役割とは

CCの習熟は前述のような個人の努力によってある程度達成されますが、CCは組織のなかで1人ががんばって続けていたとしても、得られる効果は限定的です。いかに組織一丸となってその場所を「カンフォータブル」な空間にする

か。ここで管理職の手腕が試されるのです。

CCが浸透している組織はたいていの場合、管理職がチームのCCの実践をコントロールできています。管理者がすべきことは、CCの実践によって起きていることはいいことなのだとその効果を明確にしてあげることで、スタッフのなかで灯った火を維持していくことです。このとき管理者が考えておいていたほうがいいことは、スタッフのがんばりに対して、「100点を出さない」ということです。これは少し厳しく聞こえてしまうかもしれませんが、中途半端に100点を出してしまうと、次の評価はそれを超えませんよね。ここができていないから95点、90点、85点、80点……と、だんだん評価は下がっていきます。それよりは10点からこつこつ積み上げていくほうがいいのではないでしょうか。今日は50点だけど、明日は55点がとれるように努力しよう。今月55点までいったら、次60点、70点をめざそう。そして100点が見えたら、「次はこれを目標にしようと」と別の課題に集中してもらう。それも50点からまた始める。そのことの積み重ねは、尽きることはありません。そうやって絶えず積み重ねていくと、しだいに達成できていた部分に乱れが生じるものです。それはある意味で当然のことです。「最近、『常に敬語を使う』ができなくなっていない？言葉遣いが緩んでいないかな？　もう一度その部分を徹底するようにしよう」と修復する。客観的に、サーベイヤー的に病棟を見渡して、随時CCの空気にほころびがないか、メンテナンスすること。これが管理者の仕事です。

管理者は冷静な態度が必要です。「師長さん、病棟が忙しいことはわかっていますよね？今日も休みの人がいて、たいへんなんです。いまは

CCどころじゃないんですよ！」というスタッフの言葉に対して，「そうだよね」と言った瞬間からCCは崩壊してしまいます。また，CCはある意味で型なので，すべての人が同じような型を習得する必要があります。「常に笑顔なんて照れくさい」「自分の看護観に反する」という人もいるでしょう。「そうですか。わかりました」と受け入れていては，変革は進みません。うまくいっていないところがあるのだから，その部分を直し，底上げする。

たとえば忙しい臨床現場に対して管理者が手助けするのはもちろんかまいません。しかしあくまで管理者として手伝うのです。あえていえば，病棟スタッフと同じように「そうだよね。忙しいものね」という感覚になってはいけません。管理職とスタッフでは仕事の役割は異なります。管理者は実際にケアする人が十分なパフォーマンスを発揮できるようにすること。ケアする人は患者さんに対して最善のケアを提供することが役割です。それがうまくいっていることで，いいケアの循環が生まれます。これはとてもシンプルな構造です。

私たちは何をめざして
看護をしているのか

患者さんには，いいケアを提供できる人，そ

していいケアの提供をチームでできる環境で治療を受ける権利があります。それができる個人が，そして組織がプロフェッショナルであるということです。原点に立ち戻れば，私たちが認知症看護を行うことのいちばんの目的は，「周辺症状にまみれた生活から離脱させる」ということです。CCはこの大目標の達成のためにあるのです。

「周辺症状にまみれた生活から離脱させる」ためには，その人にとっての不快な状況を極力排すことです。これは積み重ねでしか達成できません。不快ではない状況を5分間だけつくる。その5分をつなげて15分。その15分を4回続けて1時間。1時間を6回つなげて，つなげて，12時間……24時間と，本当にコツコツと不快な状況を排し（つまり快刺激を提供しつづけ），その人にとって穏やかな時間と空間を紡いでいくこと。これが何よりも重要です。

座談会 ケアの拒否を振り返る
私たちの体験と臨床から生まれる工夫

体験した「ケアの拒否」を振り返って

編集部 認知症看護において，患者さんからのケアの拒否はつきものです。本来であれば冒頭に「こうしたらうまくケアが入った」という話をしたいのですが，それでは認知症看護の臨床の現実に即していないと思うので，まずはあえて，「ぜんぜんうまくいかなかった認知症看護のケース」を振り返って，そのまま紹介いただければと思います。

清水野 私がかかわった認知症の診断を受けていたAさんは，公務員として食肉加工の仕事しておられた方でした。性格はとてもお堅い方で，家庭では「厳格な父」でした。その方が家庭で暴力行為や大声をあげ，そのことに家族が対応できなくなり，薬物治療が目的で入院となりました。

病棟でAさんの口数は多くありませんでした。ただ，他患者さんの食事を盗食することがあり，それがもとで他患者さんとトラブルに

なり，暴力行為にいたるということもありました。同意をいただいて個室で施錠となったのですが，その部屋のシーツをすべて剥がしてしまったこともありました。

ちょうどそのころ，南敦司さんが講師のカンフォータブル・ケア（以下，CC）の研修に病棟のスタッフが参加し，そこで学んだことを持ち帰り，病棟のみんなで実践してみることになりました。いっときそれが効果を発揮した時期もありましたが，薬物調整もなかなか思うように進まず，Aさんもつらい，スタッフもケアできない，という状況が続きました。

Aさんの状態を再アセスメントして，失禁によって濡れてしまうのが不快でシーツをびりびりと破ってしまうのではないかと考え，積極的にトイレ誘導を行いましたが，拒否を受け，うまくいきませんでした。結局このAさんは，施設に移られました。いまでも当時のスタッフと「どうすればよかったのだろう」と振り返ってしまうケースです。

石川 いまから振り返って，このAさんに

参　加　者

国立大学法人旭川医科大学医学部看護学科（北海道旭川市）
講師
石川千恵 いしかわ ちえ

社会福祉法人北海道療育園（北海道旭川市）
看護師
関戸久寿 せきと ひさとし

医療法人社団慈成会東旭川病院（北海道旭川市）
看護師
清水野歩惟 しみずの あい

はどんな介入ができたと思いますか？

　清水野　まずは介入の糸口を探るところから考えるべきでした。そのため，入院以前のエピソードがあまり聞けなかったことが悔やまれます。Aさん本人は「自分はこういう人間だ」と積極的に話す人ではなかったので，生活背景に深く踏み込めませんでした。あとはもう少しAさんに対してできる介入について，チーム内での意思統一を密に行っていればと思います。

　もう1つ，ひっかかっているケースがあって。

　石川　どうぞ。

　清水野　この方の場合は，いつもとても鋭い目つきで，こちらからの援助に対して手を振り払ってほぼすべて拒否されるような方でした。いっさい食事を摂らず，家族はマーゲンや胃ろうの施行は考えていなかったので，できたのは点滴だけでした。最後は家族の希望で結局は施設に帰ることになりました。

　私たちが観察する限りは，最後の最後まで，こちらを睨みつけるだけ。とにかくかかわりのなかで情報が足りませんでした。その人をとらえていないもどかしさがありました。

　石川　怒っているように見えることについてこの患者さんに尋ねたりもしたのですよね？

　清水野　もちろんしました。答えは返ってきません。聞いてはくれるのです。でも，反応はない。睨みつける以外の何も出してくれなかった。「何かできることがないか」とちょっと外側から見る感じで，「難しいな」と思っていた事例でした。

　石川　その方についてのくわしいところはわからないのですが，「睨む」ことで何を表現したかったのか，この方とのかかわりが長い人（たとえば家族など）から情報を得るというの

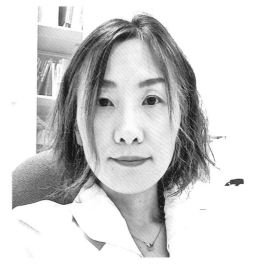

石川千恵さん

も手立ての1つだったでしょうね。あるいは，その「睨む」ということに込められている思いや訴えたいこと，その背景にあるものの可能性について話し合えたらよかったですね。これはいまの話を聞いての想像でしかありませんが，その人に残存している認知機能のなかではいま自分がおかれた状況を正確には理解できないなかでも，「自分がわけのわからない状況におかれている」ということはわかっているとしたら，外からの刺激に対して身を守るために，「睨む」ということで対応しているのかもしれない。あるいは，セルフネグレクトのような状態で，「こんな状態になってしまった自分」に対して絶望感や諦めを抱いていたのかもしれない。いずれにしても，背景にあるものについての可能性を1つ1つ検討し，それに立脚したアプローチを行ってみて，そこで得られた反応からケアを拡大する，という形はとれたかもしれません。でも限られた条件では，実際は難しかったのでしょうね。

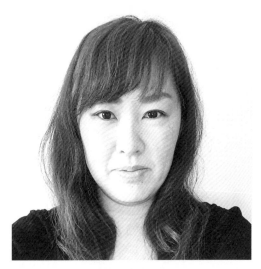

清水野歩惟さん

編集部 ありがとうございました。関戸さん、お願いします。

関戸 私が看護師の資格を取る前、看護助手として認知症病棟で働いていたときのことです。Bさんはもともと食事を摂ることに関しては自立していたので、当初は様子を見守りながら食事をしてもらっていました。ただ、摂取にかなり時間がかかりました。食事の後半はもう手も動かなくなっていました。看護師であればある程度共感いただけると思いますが、業務に追われていると焦ります。先輩看護師は「早く終わらせないと仕事が終わらないよ」ということも言われ、「それってどうなの？」という疑問が浮かびながらも、「そういうものか」と納得してしまい、Bさんには食事介助を行うことになりました。しかし業務を終わらせようという意識で食事介助をすると、当然（新人看護師ということもあり）「飲み込んだらすぐ口に入れる」というような雑な食事介助になってしまいます。

食事介助中のBさんは、本当に嫌そうな顔をなさっていて。でも本人は言葉にして「嫌だ」とは言わない。でも明らかに表情はこの時間に苦痛を感じているようでした。いまでもこのときのBさんの表情を思い出し、「自分のケアで二度と患者さんにこんな表情にさせないようにしよう」と思いを新たにします。

考えてみれば、Bさんに限らず、本人が気持ちよく食事ができる環境とはどのようなものかを考えて、それを実践していれば、本人は自分で食事も摂れるようになってこちら側も解除の負担も減るので、万事いい方向に向かうのですが、自分の自覚のなさや「先輩看護師がそう言っているから」と流されていました。

編集部 ありがとうございました。石川先生はいかがでしょうか。

石川 これは認知症患者さんのケア拒否で典型的なものだと思いますが、なかなかお風呂に入っていただけなくて、誘導に時間がかかったケースがありました。ただ明確に「風呂に入りたくない！」というようなことは言わない患者さんで、いわゆる「拒否」なのかといえば、ちょっと違うのではないかな、と振り返ったりすることがあります。そもそも認知症が進んでいて「お風呂」という言葉すら理解できていなかったのではないかとも思います。確かその患者さんに対しては、「お風呂に入りましょうね」というような言葉での誘導ではなくて、「あっち」とお風呂場のほうを指さして無理なく誘導していくことで、お風呂場に連れて行ったのだと思います。

話はずれるかもしれませんが、この方は若年性認知症の方で長い間抑制されていました。非常に認知症の進行が早かったのを印象的に覚

えています。本当に，みるみるうちに機能が低下していきました。抑制によって刺激が排除され，部屋のなかで天井を見つめて横になっている時間が長いと，認知症をこれほど進行させるものなのかと，衝撃を受けました。もちろん抑制を解いて散歩をするという介入もありましたが，部屋に戻ってもらうのが一苦労なのです。4，5人の人出がいるのです。そうすると，清水野さんが紹介してくれたケースにおけるスタッフ間の方向性の違いによるケアの停滞と同じようなことが起きていたのかもしれませんが，「ちょっとこの患者さん，たいへんだから，次の機会にまた散歩にいってもらおう」という判断が続き，結局「また次の機会に……今度また調子がいいときに……」と先延ばしになってしまい，より刺激が少なくなっていって，認知症が進行する，ということがあったのだと思います。「気にはなっているけど，どうしようもない」そんな諦めのムードが病棟全体に漂っていましたね。

編集部　お話をうかがっていて思ったのですが，「拒否」はいつも言葉として「嫌だ！　したくない！」と訴えられるものだけでなく，むしろ「なんだかこちらの言っていることが伝わらないけど，これは『拒否』しているのか？」というような微妙なラインの反応が返ってくると，確かに次のケアにとまどいそうですね。

石川　ありがちだし，気をつけなければいけないのが，その微妙なラインの反応を看護師側が「これは拒否だ」と決めつけしまうことでしょうね。安直に「拒否」としてとらえてしまうと，それ以外の可能性が見えなくなってしまいます。そうすると，「この患者さんは，本当のところはどう考えているのだろう，どう感じて

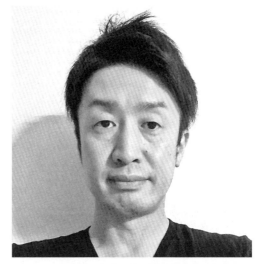

関戸久寿さん

いるんだろう」といった観点に考えをいたらせることがなくなってしまいます。脳の機能に相当な低下が生じていても，認知症の方は，きっと私たちのケアに対して感じるところがあるのだろうと思います。ただそれが言葉として表現できない。これは統合失調症の患者さんも同様だと思います。だからこちら側の援助がうまくいかないことを安易に「拒否」と決めつけることは避けなければならないでしょうね。そのため快の刺激を重視するCCが大切なのだと思います。

背景を検討することで生まれるケア

編集部　ここまで「ケア拒否」のエピソードを語っていただきましたが，今度はちょっとした工夫をこらすことでうまくいったエピソードを紹介いただければと思います。

関戸　これもさっき述べた入浴に関するエ

ピソードなのですが，認知症の病棟で車イスの患者さんに「お風呂に行きましょう」と声かけたら，「嫌」と拒否されました。「お風呂，気持ちいいですよ〜」と言ってみるのですが，拒否され続けます。「……ダメでした」と先輩スタッフに報告すると，「じゃあ，私が行く」と。その先輩，「○○さん，温泉に行くよ，温泉」と軽いノリで声かけをしたのですが，患者さんは一言も言わずにすーっとお風呂場に向かいました。最初，「そんな冗談なんか言って……」と思いましたが，考えてみれば認知症の方は，短期記憶は失われがちですが，比較的長期記憶は保たれているので，その方にとっては「温泉」という言葉はいい思い出として記憶に残っていたのだろうと思います。

清水野　このケースを「うまくいった」といっていいのかわかりませんが……。自宅で倒れて入院となった患者さんで，危険行為があって，一時的にセンサーマットをつけていました。血管性認知症と診断がついていました。入院が長くなってしまって，入院当初は名前も言えましたし見当識もありましたが，どんどん認知症が進んでいってしまいました。話している途中で会話ができなくなったり，いましている会話内容とまったくそぐわないようなことを話したりと，援助困難感を抱えていました。

認知症の方の特徴として耳の聞こえが悪くなるというのがありますよね。この方もそうだったのです。リハビリテーションの先生と意見交換するなかで，あるときに，「ちょっと話し方を変えてみよう」ということになり，これまで「聴覚の機能は下がっているだろう」と考えていつも耳元でかなり大きな声で「○○さーん，調子はどうですかー！！」と話しかけていたの

ですが，今度は普通に会話をするトーンで話しかけてみたのです。そうしたら，問題なく通じた。

振り返ってみれば，看護師が何か言っているようだけど聞こえない（ましてやマスクで口元も見えない）場合，患者さんにとっては看護師が何か言っている（叫んでいる？）のを無視するわけにもいかないので，反応はする。でも内容は聞こえないので，そのやりとりは，必然的に噛み合わない内容になる。それを私は「ははぁ，これはたしかに認知症だなぁ」と思い込んでしまっていた。実際に普通のトーンで話しかけてみると，名前も言えるし，見当識もしっかりしている。私のやり方が間違っていただけだ！　と思って大いに反省しました。ただ，それ以外の所見からこの方は認知症であることはたしかでした。

編集部　いい話のようでちょっと怖い話でもありますね。もし声かけの仕方の問題に気がつかなかったら……。

清水野　そうですね。ただ漫然と「認知症が進んでいるなぁ」という見立てのままかかわることになりますからね。石川先生が言ってくれたように，背景にあるものについての可能性を1つ1つ検討しなければ，「言っても伝わらないな」と考えてしまって，こちらが勝手に「ケアを受け入れてくれない患者さん」というレッテルを貼って，それに見合ったケアを行ってしまいます。ここは気をつけないといけません。だからシンプルなことなのですが，きちんと時間をとって患者さんのベッドサイドで何気ない会話したり，触れ合ったりすることで，「この人がケアを受け入れてくれないのはなぜか」を検討したり，自分の観察から導かれた可能性を誰

かに相談して検討してもらうというのは非常に大事なことだと思います。

なんとか見出したケアの方法 ―「……ネー♪」という相づち

編集部　うまく援助関係がつくれない認知症患者さんとのかかわりで，開き直るではないですが，どこかユーモアの要素のあるかかわりから膠着状態を打破できるという話も聞きますが。

関戸　そこは清水野さんの得意分野です。患者さんのかかわりでどうしても感情的にかき乱されることがありますよね。その状態でステーションに戻って清水野さんに話を聞いてもらうと，すごいアイデアを教えてくれる。

清水野　そんなにすごいアイデアというわけではありませんよ。普通のことです。たとえば，何度も説明していても詰所に来られたり，何度も何度もナースコールで呼ばれたりすると，「さっきも説明したのに！」と感情的になってしまうこともあります。そんなときには，別のスタッフが対応して，5分でもいいので座ってゆっくり説明して，話を聞く。一緒に新聞を読んで話をしてみたり，何か作業をお願いしてみたりするのもいいですね。自分で「リセットケア」と読んでいるのですが（笑）。リセットすることで，そうすると状況が切り替わって，患者さんも落ちつかれることがあります。

また，「できたこと（成果）を伝えあうこと」はスタッフにも患者さんにもプラスになります。先ほどのリセットケアのように，疲弊しているスタッフに代わって自分がその患者さんに対応して，「こんなことが言える人なのだよ」「こんなに理解力があるのだよ」「スタッフの○○さんが対応してくれたことで，患者さんはこんなことができるようになったよ」と，成果を伝える。そうすると，それまで余裕がなくて気づけなかったことにスタッフが気づけて，自然と笑顔が増えます。自分が笑顔でいると，患者さんにもその笑顔は伝わります。楽しい雰囲気でケアができると，スタッフの人数分だけ笑顔が生まれます。

石川　とてもいいですね。1つのアイデアとして相手の生きてきた人生に合わせる形で，演じるというのも手ですね。たとえば学校の先生をなさっていた患者さんであれば，まるでその人の生徒のように応対する。これはけっこうみんなやっていると思いますが，その場合，演じ切る，思い切って女優になるのが大事です（笑）。

清水野　その人に合わせて，なりきる，というのは大事。

話していて思い出しましたが，いわゆる拒否に対して自分なりにやっている工夫（と呼べるかわかりませんが……）があります。

入浴を拒否する患者さんに対してまずはその人の横に一緒に座って，「ネー♪」って言う。

編集部　ネー♪，ですか。

清水野　伝わりますかね文章で。「ネー」は相槌の「ネー」です。患者さんはそれでも「イヤイヤ」と反応するのですが，「（嫌ですよ）ネー♪」「（そうですよ）ネー♪」「……ネーーー♪」と誘導すると，足を動かしてくれて，お風呂場まで自然に辿り着けます。案外とお風呂場まで辿り着ければ，「ふう気持ちいい」みたいにお風呂を楽しんでくれる人は多いと思うので

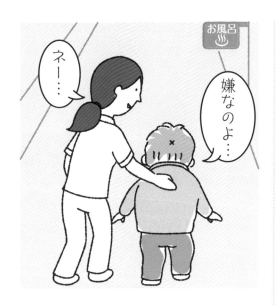

す。

編集部 わかるような気がします。

清水野 コツは空気になることです。自分という存在を消す。いるけどいない存在として誘導する。わかりますか？

編集部 何かすごいことを言っているのはわかります。

清水野 食事をするホールに行くのを拒否する人にも，「（食べたくないですよ）ネー♪」「（嫌なんですよ）ネー♪」「……ネーーーー♪」と誘導し，席についてもらうと，先ほどの拒否がなんだったのかと思うくらいに食事を摂ってもらえる。

関戸 認知機能の低下によって目の前の人が何者なのかわからない人が何か要求してきていると思うと，不審に感じて普通に考えればい

ったん断りますよね。でも，「ネー♪」という言葉かけは，指示や説得じゃなくて，「嫌」という気持ちに対する肯定のニュアンスが強いから効果があるのかもしれませんね。

清水野 そうですね。「『ネー♪』と言っているのだから，この人（看護師）は自分のことを知っている人なのかもしれない」と思ってもらえるのだとしたら，だいぶ患者さんが抱く不審という感情は和らぐと思いますが，どうでしょうか？　エビデンスはありませんが，「行きますよ！」と強引に連れて行くのに比べれば何倍もいい方法だと思うのです。

関戸 認知症看護（に限りませんが），教科書どおりにはいかないものです。何度も手を替え品を替えかかわっても，うまくいかないときのほうが多い。心が折れそうになるときもあります。それでも，なんとか患者さんにいい反応を引き出すために，アイデアをひねり出すこと。清水野さんの「ネー」というのもその1つなのではないかと思います。

何をやってもうまくいかず，笑うことしかできないときもあります。しかしそのとき見せたこちらの笑い顔が結果的には患者さんから笑顔を引き出す快の刺激となることもあります。何が功を奏するかわからないものです。毎回が手探りです。認知症の患者さんが生きている一瞬一瞬を快の刺激で満たすためには，その試行錯誤の手探りが大切なのだと思います。

〈終〉

ひきこもり支援の実際

トラウマインフォームドケア（TIC）実践の最前線から

田邉友也 たなべ ともや
特定非営利活動法人精神医療サポートセンター訪問看護ステーションいしずえ（大阪府泉佐野市）代表理事

 苦しさは和らいでいく

いわゆるひきこもりといわれる状態は，解決できます。少なくとも本人や家族が苦しまなくてすむ形に変化します。ただしそれは支援者が変えるというわけではありません。家族を含む当事者が主体的に動き，当事者が主体的に変わっていくのです。とはいえ，ひきこもっている当事者の背景にはさまざまな要因が複雑に絡みあっている場合が多いため，状況によってはかなり専門的な介入が必要なこともあります。

私は訪問看護を通じてTIC（トラウマインフォームドケア）を基盤に，ひきこもりの方の支援をしています。TICを一言でいえば，「トラウマをよく理解（熟知）したケア」です。逆に「トラウマを十分に理解していないケア」をnon-TICと表現します。もうすこしわかりやすくかみ砕いて言うと，TICとは「トラウマのことをよく理解したうえでかかわる，支援者側の行為・態度・姿勢など」となります。

そのことを前提に，まずはトラウマ体験が脳機能に与える影響について述べ，その後で，精神疾患・ひきこもりとTICの関連，最後に事例をとおして，TICの考え方にもとづいた訪問看護でのひきこもり支援の実際について紹介します。

 TICを"恐怖条件づけ"で理解する

私は千葉県で不登校の支援をされている医師の赤沼侃史先生から不登校と条件づけの関連を学びました。その学びから現在のTICを通じた看護活動の基礎に，恐怖条件づけの考え方があることに気がつきました。それは次のようなものです。ねずみをケージのなかに入れてスピーカーで音を聞かせます。音を聞かせるだけなので特別な反応はありません。かわいそうですけど，ケージに電気を流します。当然，ねずみは痛いので暴れます。次に音を聞かせるのと電気を流すことを同時に行います。これを行ったりやめたりします。たまにケージから出し，また入れて，音を聞かせるのと電気を流すのを同時に行います。この状況を，長期間・持続的・継続的に体験させることで，音を聞いただけで，暴れるなどの反応が出るようになります。また，出入りする際のケージの音などにも（スピーカーからの音への反応よりは弱いものの）反応するようになります。

要するに条件づけが強まっていったわけです。（スピーカーやケージの）音にひもづいて，暴れるなどの反応を示す。ここでは音＝聴覚による刺激への反応だけが観察されていますが，ケージの独特なにおいを嗅ぐ（嗅覚），あるいはケージの形状が目に映ること（視覚）で

も，ねずみは反応を示している可能性もあります。つまり五感で受けた刺激が嫌な記憶にひもづき，反応を示す可能性が示唆されているわけです。

さて，"恐怖条件づけ"に関連させて，ねずみから人間の話にたとえを変えてみますが，もともと子どもというのは，病院やお医者さんに対してはなんの知識もありません。たとえば2歳くらいで熱が出て病院に行ってもたいていはきょとんとしています。ただしはじめての場所で，注射や検査が痛かったり怖かったりするようなストレスフルな経験があると，「病院／お医者さん＝怖い場所／人」と認識するようになります。

大事なのは，そうしたストレスフルな体験があったとしても治療者やその環境がその「嫌な経験」を上手にカバーすることができていれば，あるいは親がその経験から守ってくれているという安心感が与えられているのであれば，子どもにとって「嫌な体験」としては残らないはずです。人間はストレスに耐えることで次なる成長を遂げるわけですから，ストレスのかかる経験自体があってはいけないというわけではありません。問題になるのは，治療者や身近な人，あるいはその環境に安全性を保障できていない場合です。そうした状況においてトラウマが形成されやすくなります。ねずみの実験にそって子どもの例に置き換えていえば，消毒液の匂いを嗅いだり（嗅覚），白衣を見たりする（視覚）だけでつらくなってしまいます。TICでは過去のトラウマを想起するこうした体験を再トラウマ（再外傷）体験＝re-traumatizationと呼び，それをいかに防いでいくかが重要だとしています。

 ## トラウマ体験が与える影響

次に脳機能の面からトラウマについて考えていきたいと思います。よく知られているように，トラウマ体験によって脳そのものにダメージが生じます。具体的には実行機能（目的を達成するために，適切な行動の選択を可能にする能力の総称）の低下があるとされます[1]。また，脳の器質的変化として扁桃体の過活動による過覚醒や海馬の萎縮も報告されています[2]。この状態に嫌悪刺激（不登校の人に対して「学校に行け！」などといった登校刺激）が加われば，常に神経が興奮しているので，不眠や身体症状が現れるようになる。トラウマ（やその後の不十分なケア）によって生じる緊張をいかに緩めていくか。TIC的にいえば再トラウマ体験による"情動反応の調節異常"をいかに防ぐか，これもTICの根本にある考え方の1つだと思います。

 ## 精神疾患とトラウマ

精神科病院では残念ながら，トラウマが形成されるきっかけが多くあります。具体的には強制入院や隔離・身体拘束などです。あるいは精神科病院のなかでの医師・看護師との関係からトラウマが生じることもしばしばあります。病院という場所は本来，患者さんにとっていろいろな刺激から守られている場所であるのですが，時に医師・看護師が嫌悪刺激（具体的には「○○してはいけません！」という制限を課すような刺激）の発信元になってしまうことがあります。こうした状況では患者さんにとって入院そのものがトラウマ的な体験であり，そうしたストレスに対に対する回避行動として，闘

争・逃走反応を示すようになり，医師・看護師はその反応を「問題行動」ととらえ，より制限は強くなっていきます。

この図式は不登校・ひきこもりについてもあてはめることができます。多くの子どもにとって学校は本来楽しい場所です。しかし，くり返す体罰などで周囲にあるもの（机・教科書・黒板・学校のにおい・ほかの生徒たちの騒がしさ・チャイムなど）を恐怖の条件刺激として学習してしまう。これに加えて親からも「学校に行きなさい！」という嫌悪刺激（登校刺激）を受ける。これら1つ1つにトラウマ反応を起こしてしまい，本人が心身の反応・変調をきたすようになります。結果的に回避行動としての不登校，さらにはひきこもりが生じる。家族はそれを問題と思い，より強く「なんで学校に行けないの！」とプレッシャーを強く与える。完全に悪循環に陥っていきます。その結果，いきなり暴力などの行動として現れることがあります。あるいは直接暴力が出てくるのではなくて，「物を盗む」「嘘をつく」あるいは強迫行動，より状態が悪い場合には幻覚・妄想が出現します。

強調しておきたいのは，ここで医療につながったときに，この幻覚・妄想だけをとりあげてそれを統合失調症の初期の症状だと判断されてしまうことがあるという点です。それは間違いです。幻覚・妄想は不登校・ひきこもりの人へのアプローチを間違うことで生じた脳の反応なのです。ここを見誤ると安易に抗精神病薬が使われるようになり，問題の本質が不明瞭になったままで長期の治療が続いていくことになります。そのため私たち看護師は，病名だけではなくて，その患者さんの背景に何があるのかを見

極め，そのしんどさに寄り添っていかねばなりません。いまみなさんがかかわっている患者さんの過去についてあらためて調べてみてください。驚くほど多くの患者さんにたいへんなトラウマ体験があることがわかると思います。

さて，ここまでの解説で家族による不登校・ひきこもりのへのプレッシャーについて触れましたが，誤解してはいけないのは，ご家族も非常に切羽つまった状況におかれているということです。医療職の一部は，当事者さんのご家族をすぐに「ややこしい人たち」と考えがちですが，そんなことはありません。自分たちで子どもを殺すか，心中するかと考えるくらいにたいへんな状況にある。そして私たちは専門的な立場でありますが，決して"偉い"というわけではありません。ただ役割が違うだけ。同じ視線に立っていろいろな物事を決めていきたいものです。なお，薬物療法は支援において補助的なものです。決して中心となるものではありません。TICを意識して状況や環境を改善すれば，薬物療法を最小限にできることは強調しておきたいと思います。

 ## TICの理念もとづいた支援

これまで述べてきた基本知識をふまえ，以下では2つの事例から訪問看護におけるひきこもり支援についてTICの理念にもとづいて解説していきます。

1）20代女性（Aさん），診断名はパニック障害

父親の家庭内暴力から1年前に両親は離婚し，母と妹とAさんの3人暮らし。Aさんは，一度

はアルバイトに行ったこともあったが，長くは続かず，自宅にひきこもっていた。働かなくてはいけないと思っている一方で，ゲームに没頭し，ゲームのために課金をくり返し，母親に無断でこれまで100万円を超える借金をするなどしていた。母は，借金をするAさんに対して，本人の意識が足らないという理由から，規則正しい生活を送るために厳しく接していた。

そのたびに，Aさんは母に嘘をつき，時に荒い口調で母に暴言を吐いていた。母もAさんの反応に苛立ちを覚え，さらに激しく厳しい言葉を浴びせ返していた。そのような口論が日々くり返されていた。

どうしてもAさんが役所などへ行かなければならない用事があるときも，母は，「大人だから甘えていてはダメ，それくらい1人で行き（対処し）なさい」といった姿勢でかかわっていた。そのたびに，Aさんは嘔吐するようなことが続いていた。そうした状況から，本人のみならず，母も疲弊し「大事な娘ですが，もう，死んでほしいという考えが頭をよぎってしまいます」と話すようになっていた。

このような経緯から，しばらくAさんは心療内科に通っていたが，精神科病院への入院を勧められ，一度入院したこともあった。ところが逆に閉鎖病棟の入院環境自体がトラウマになってしまったとのことであった。入院療養中に薬物療法による治療を行っていたが，まったく変化が見られなかったと本人・母ともに語った。どうにか入院以外で状況が改善しないかという趣旨で，当法人に相談があった。

2）40代男性（Bさん），診断名はうつ病

過去には仕事に就いていたことがあるが，職場の人間関係で悩み長くは続かず，以後は働けなくなった。いまから5年ほど前に，役所から地方の救護施設を紹介され，そこに入所して過ごしていた。その後しばらくして，「やはり就労したい」ということで，地方から大阪に出てくるも，就労できないまま経過していた。外には出ることができたので，コンビニのイートインスペースでネットサーフィンなどをして過ごす日々が続いていた。

通い始めた心療内科では，眠れない，なんとなく体がだるい，頭が痛いなどの訴えがあり，睡眠薬のみの処方がなされていたが，内服のみでの改善は難しいとの主治医の意向で訪問看護へ紹介があった。初回の訪問では，こちらから常識範囲を逸脱しない程度の冗談を表現すると，笑顔を見せて話に乗ってはくれたが，過去の仕事のことや生活のこと，今後のことを聞くと如実に表情が暗くなっていた。口数も少なく，表情も暗めであった。救護施設から出てきたばかりでもあったため，まだ働きたいという思いにまではなれないと話していた。訪問回数を重ね，対話のなかからみずから語り見えてきたことは，過去の自信を失うような体験の数々だった。<u>少なくとも，ご本人が楽しいと思うことや，やってみようと思う状況づくりの提供が必要であると思われた。</u>

ご本人の話から，3人兄弟で長男である自分以外は高学歴だったこと，仕事が続かないこと，長男なのだからしっかりしてほしいと家族からプレッシャーをかけられ続けたこと，これらのことから，次第にひきこもるようになったことがわかってきた。

2つの事例の介入において，ともに共通する

のは基本的なことなのです。まとめると下記のような表現となります。

- ケアの受け手に中立的で批判的でない言葉遣いをする
- ケアの受け手の意見を尊重する
- ケアの受け手の考えや要望を尊重して治療・看護の方法を決める
- ケアの受け手の決定を尊重する

　これらのような支援の根拠となる考え方がトラウマインフォームドケアです。

　さてこの2つの事例を，事例1）では主に「心身の反応と刺激について」，事例2）では「どのような視点からひきこもりを解消していくといいのか」という点から解説していきます。

 事例を振り返る

1）Aさんのケース：トラウマ反応としてAさんの状態をみる

　あらためて事例1）については振り返ると，この事例は，ひきこもってゲームして，無断で借金をしています。母親からの「大人だから甘えていてはダメ，それくらい1人で行き（対処し）なさい」などという言葉に反応して嘔吐もありました。両親の不和などをはじめとした逆境体験というのはその人にとってはつらい体験です。虐待も含みますが，時間経過とともに複雑性にトラウマ[*1]が形成していったと考えられました。中長期的に逆境体験（両親の不仲やそれに付随した家庭内暴力など）に対する回避行動として自宅にこもってオンラインゲームでの対処する（接近系）していたことは，本人にとっては部屋のなかでゲームすることは数少ない安心する時間であったと思います。そこに母

親は娘に規則正しい生活を送ってもらうためによかれと思って厳しく接したことが，Aさんにとって激しい嫌悪刺激になっていったのではないかと推測されました。そのような環境がさらにAさんを追い詰め，母親の言動自体に対する条件反射としてトラウマ反応を示すようになっていきました。そして母の言動に本人がストレスと感じた場合には嘔吐という形で体が反応したり，やりたいことを借金という形で実現してストレスを発散したりするという回避系の行動につながったと考えられます。しかしこうした行動も母親にたびたび指摘されます。

　母親からの言動がさらにストレスとなり悪循環となっていったと考えられます。悪循環の状況のなかでいよいよAさんは再トラウマ反応として情動反応の調節異常をきたし，母親に暴言を吐き，自分でもよくないと思いながらも借金をし，嘘をつきます（回避系の強化された反応）。ここでAさんに対する母親の言動を非難するのは間違いです。母親は母親でAさんのためを思ってこのような接し方になっているのです。実際に母親もAさんに対して「死んでほしい」と思うくらいに追い詰められていました。そのことから，Aさん本人への再トラウマ反応を和らげるアプローチだけではなく，母親へのアプローチもあわせて行っていく必要がありました。なお，Aさんのケースにおける精神科薬物療法の効果は限定的なものです。

　訪問看護が入ってゆっくりとかかわり，Aさんの気持ちをくんでいくことで，Aさんみずから「家を出たい」という希望が語られ，自宅を出て母親と別で暮らすという方法がとられました。現在は1人暮らしをしていて，嘔吐などはなくなりました。これからAさん自身が何をし

たらいいのかを考える状況をつくっていく必要があります。現在はまだその途中ですが，少なくとも嘔吐などの身体症状を薬でどうにかするのではなく，Aさんや家族を取り巻く状況を変えることで，Aさん自身の反応が変わっていったという事例です。

2）Bさんのケース：トラウマ反応としてBさんの状態をみる

事例2）のBさんはまったく外に出られないということではなく，自身が最低限必要だと思うことや，精神的に負担にならないことについては自分自身でできていました。また，訪問看護スタッフの冗談に対しては無理をして応じているようには見えず，むしろ楽しんでくれていたという印象です。過去にいた施設では男性ばかりであったから女性としゃべりたいということがあって，男性スタッフが来たら「今日はハズレやな」などと言いながらも楽しまれており，訪問看護で関係性をつくっていきました。

下線部の「楽しいと思うことや，やってみようと思う状況づくり」が私たちには求められました。「働かなくてはいけない」というプレッシャーではなく，逆の状況（働いてみたい，働きたいと思える状況）をどうつくっていくかということを念頭において関係性をつくっていきました。具体的には，急に就労をめざすという設定にはせず，生活上の困りごとの解決を手伝ったり，雑談などをしたりしながら訪問看護スタッフと信頼関係を構築していきました。就労移行支援事業に関して「ここに行くからには働かなければならない」というより，「ちょっとした居場所としてどうですか？」と水を向けると，「へぇ，居場所か……」と反応され，就労移行

支援の利用に向けて動いていくこととなりました。

そこから就労移行施設に毎日通うようになりました。1年が経ったころ，当初抱えていた不眠，身体症状についてもかなり低減され，ウォーキングなどもできるようになっていました。この時期にBさんみずから「人の役に立ちたい」と希望を述べられるようになりました。この間，私たちは「たとえば人の役に立つ仕事なんてどうですか？」というようなことは一言も言っていません。Bさんご自身で決められたことです。実際には資格の取得にあたってBさんは数週間悩んでいたのですが，私たちは焦らせることはせず，答えを待ちました。結果的にBさんは「誰かの役に立てるんだったら」と，受講することになり，見事に合格しました。

さて，合格はしたけれど，そのことで必然的に「働くか否か」という決断をしなければなりません。そこで私たちは「資格をとったからといって，絶対に働かないといけないわけではないから，決断を急がないで，働きたいと思ったら働いたらいいと思いますよ」と状況に余裕をもたせるようにかかわっています。できるだけBさんがさまざまな選択ができる余地をつくるということで，Bさん自身が余裕をもって決断できるようにしました。この事例は本稿で例にあげた「学校に行きなさい！」という登校刺激が子どもにとっては極めて限定的かつほかに選択の余地のないものであるのと逆のことです。Bさんは現在，通所を続けています。

まとめに代えて

本稿ではトラウマやTICなど専門的な支援の

手法について述べてきましたが，根本的には決して難解なものではありません。要は，相手を尊重して上から目線の偉そうな態度は避け，本人の決定を支えることなのです。そして「正論」は本人を追い詰め，しんどい思いをさせるだけということです。特にひきこもりの状態にある人は，支援者や家族の「よかれ」と思って行う言動にしんどい思いをしています。だからそういう言動はいったんやめて，自由にしてもらい焦りを解いてもらう。そして支援者や家族も焦らない。いつも自室で食事をとっていたのが，今日は夜だけ自分の部屋からリビングに出てきて食事をした形跡がある。そこで一気呵成に活動を拡げてもらうのではなくて，余計なことを言わずに，じっくりと本人の変化を待つ。

そうすると，夜だけコンビニに行けるなど，自ずと活動は広がっていきます。そうすると「俺，バイトしようかな」という希望も出てくる。支援者として大事なのは，「それすごいいいことだけど，もしやっぱり行かれへんかってもあんま気にせんと，そのときはゆっくりでいいんちゃうん？」というように接することで，事態はよりいい方向に進むのです。本人が何も希望していないのに，「ちょっとバイトでもしたほうがええんちゃう？」というのは，しんどくさせるだけです。しんどさにはトラウマティックな背景がある。そのしんどさを，ゆるめてあげること。その方法がTICなのです。

＊1　トラウマ体験が，持続的，継続的に長期間続くことで複雑性のトラウマになります。この複雑性PTSDによって，ADHD様症状，境界性パーソナリティ障害，パニック障害，うつ病，解離性障害，双極性障害，統合失調症様症状があらわれます[3]。こうした状態像を統合失調症と“誤診”することで，投薬治療がなされると，一時的には症状は抑えられますが，中長期的には根本の問題が解決していませんから，問題は残ったままになります。また複雑性のトラウマは自分自身が受けたものだけでなくて，目の前で起こることもトラウマになります。たとえば夫婦間の怒鳴り合いや暴力，DVなどを目撃するのでも子どもにとってはトラウマになるのです。

〈引用・参考文献〉

1）Padma C Shaji：Cognitive Impairment and Post Traumatic Stress Disorder among Firefighters. International Journal of Innovative Science and Research Technology.5（3），2020.
2）Bremner. D.etal：MRI-based measurement of hippocampal volume in patients with combat-related posttraumatic stress disorder. Amel'ican Journal of Psychiat1y. p.973-981，1995.
3）van der Kolk.B：Developmental trauma disorder. Psychiatric Annals, 35, p.401-408, 2005
4）日本精神科救急学会：精神科救急医療ガイドライン 2015年版. p.54-56, https://www.jaep.jp/gl/2015_all.pdf（2021年11月2日最終閲覧）
5）川野雅資：トラウマ・インフォームドケア. 精神看護出版，2018.
6）田邉友也：なぜあなたの看護は拒否されるのか―TICの観点からその解決方法を探る，トラウマ・インフォームドケア（TIC）―「トラウマの眼鏡」でみることで看護は広がる. 精神科看護，48（2），2021.
7）山根俊恵，田邉友也，森脇崇，矢田浩紀：チームで取り組む ケアマネ・医療・福祉職のための精神疾患ガイド―押さえておきたいかかわりのポイント. 中央法規出版，2020.
8）SAMHSA：SAMHSA's Concept of Trauma and Guidance for a Trauma-Informed Approach. https://ncsacw.samhsa.gov/userfiles/files/SAMHSA_Trauma.pdf（2021年11月2日最終閲覧）
9）赤沼侃史：登校拒否研究室. http://www.toukoukyohi.com/（2021年11月2日最終閲覧）
10）赤沼侃史：不登校の子どもの心の理解. https://www.youtube.com/watch?v=F_VQq1SWk8c（2021年11月2日最終閲覧）

精神科看護コミュニケーション

新連載

1 精神科看護師が一緒に活動して患者と
コミュニケーションを交わす

心の相談室荻窪 室長（東京都杉並区）
川野雅資 かわの まさし

連載開始にあたって

　本連載では，基礎看護学で学習するコミュニケーションを基本にして，対人関係を発展させるコミュニケーション，そして看護面接（治療的）なコミュニケーション技術までを紹介するものである。特に，精神を病む人へのコミュニケーションに関して，技術，焦点，話題，目的について，記述する。疾患に特有のコミュニケーションについて毎号解説していく。なお，今後の予定は表1のとおりです。

はじめに

　精神科看護師が患者と一緒に活動をすることの治療的意味は，わが国では呉修三が1901（明治34）年に作業療法を開始したときまでさかのぼるであろう。その後，さまざまな先駆者によってレクリエーション療法，生活臨床，芸術療法，外勤，ナイトホスピタルなど多様に展開された。作業療法は，1966（昭和41）年に20名の作業療法士が誕生して[1]以来，治療プログラムの1つとして位置づき，専門的な働きかけが行われるようになった。精神科看護師は患者が作業療法に参加するときに同伴が必要であれば，そして作業療法中に一緒に参加し，その際に患者とコミュニケーションを交わす。

　レクリエーションは，地域での催し物や行事，病院全体，病棟単位，病室単位の行事など，多彩な機会がある。そのほかには，料理教室や音楽療法，芸術療法や読書療法など治療的意味合いがあるプログラムから，散歩や売店または近くのお店までの買い物，院内喫茶，軽いスポーツやゲームなど気晴らしや生活を整えるためのもの，または活動範囲を拡大するための活動がある。

精神科看護師が患者と行動をともにする意味

　患者と精神科看護師が一緒に活動すると仲間意識が生まれ，患者―看護師の垣根を越えて互いに協働する者同士になる。さらに，患者の潜在能力が発揮される機会になり，患者の意外な面に触れる。

実際体験

　筆者の体験をいくつか紹介する。1つ目は，餅つき会についてである。急性期病棟に入院している患者が，ある程度精神症状が安定してきたので，主治医の指示があり，筆者が「作業療法に参加しませんか」と声をかけるが，患者は，「いいです」と断った。しばらくして，再度作

業療法に誘うが，返事は同様であった。そのようなことが続いたときに年末になり餅つき大会が開催された。院内のすべての患者の3日分のお餅をつくので相当の量である。職員も患者もそろって参加して，交替しながら餅をつく。筆者は，例の患者を餅つきに誘った。患者は，「いいです」と断ると思っていたら，思いに反して「行ってみます」と返事をした。餅つきの場所に行くと患者は，杵を持って餅をつき始めた。あっという間に3臼ついた。筆者は，応援の声をかけながらその様子を見ていた。病棟に戻るときに，「すごいですね。たくさんつきましたね」と労をねぎらった。患者は，ぽつりと，「ダメだ。以前は倍くらいついていた。身体がなまった。作業に出よう」と言って，年明けから作業療法に参加し，しばらくして開放病棟に転棟していった。一緒に餅つきに参加したことで，患者はもっている力を発揮したし，自分の体力を実感してみずから次の目標に向かった。

　2つ目はお茶会についてである。筆者は集団でお茶を飲み雑談をする活動を開催した。当時は，院内でたばこを吸うことができていた。患者同士は病棟でほとんどかかわりがないのでどうなることかと心配していたら，ある患者が隣に座った患者がたばこを吸うときにライターで火をつけた。ほかの患者に配慮するなんて，そんなことをする患者には思えなかったので，グループで集まり一緒に会話をする機会があることで潜在能力が発揮できるのだと思った。さらに，この活動はお茶を用意した。当初は筆者らのスタッフがお茶を用意していた。半年くらいして，お茶は当番制にしてみんなで代わるがわるお茶を入れるようにしよう，ということになった。そうしたときに，当番になった患者は，お茶を用意した後，会話のことよりもみんながお茶を飲むかどうかということに神経を使っている様子が伝わってきた。

　入院患者は，病院のルールに従うことが求められ，与えられること（物）をそのまま受け入れることに慣れていた。それが，自分がお茶を用意して，お茶を入れて，参加者に接待をする側に回った時の患者は，いかに自分が入れたお茶を参加者が飲んでくれるのか，ということに全集中していた。お茶の当番になったことで，患者は自己のなかに自発性を見出したのであろう。この，主―客の立場が転換するのは，訪問看護のときによく感じることである。入院生活は患者が"他者を招く"という主体性の機会を

もてない状況をつくっているのである。

　3つ目は心理教育の場でのことである。筆者は，心理教育を行うときにお茶とお菓子を用意する。特に，お菓子はできるだけどこかに行ったときの銘菓を用意する。お菓子とお茶を楽しみながらどこかの銘菓の話になると，患者のなかには「家族でそこに行ったことがある」と発言し，そのときの楽しかったことを語ってくれることがある。参加者がみんなでその話に聞き入り，そして楽しい，幸せな気持ちになる。それは，いま一緒に心理教育という体験をしながら，ある患者の以前の旅行の話を一緒に聞く，ということがこの場のメッセージなのである。精神障がい者の方たちは，もしかすると苦しい記憶しか残っていないかもしれない。しかしながら，今日の活動で楽しい思いをすれば，新しい楽しい記憶が生まれる。そして，何かに触発されて過去のことを思い起こしてみると，「実は自分にも楽しい体験があったんだ」ということが思い返される。すべてが苦しい記憶ばかりではなく，明るい記憶もあったことが，今日，ほかの患者や精神科看護師と体験をともにすることでよみがえる機会になりうる。体験そのものがコミュニケーションであるし，体験したことで過去がよみがえるというコミュニケーションの作用があることがわかる。

再び体験をともにすることの意味

　体験してみないと患者の力が発揮できない。患者が潜在能力を発揮するためには，機会があればなんでも用意することが意味ある。すなわち，患者との交流で患者が体験できる機会をたくさん用意することが重要である。患者は，受

動的な自我から能動的な自我が覚醒するのである。この能動的な自我は，時には病を強化することに作用するかもしれない恐れがあるが，精神科看護師との間でいきいきとした能動的自我を発揮することは，病を強化するのではなく，健康的な自己を覚醒すると考えられる。このように，患者が安心して精神科看護師と健康的な体験を共有したときのコミュニケーションは，患者にも精神科看護師にも心の奥に残るメッセージを残す。

　患者と精神科看護師が一緒に行事に参加するのは，レクリエーションの意味だけでなく，患者と同じ体験をすること，すなわち共通体験を味わうことのコミュニケーションの意味がある。英国のウエールズにある触法病院を訪問したときに，看護責任者が，「われわれは患者と一緒にスクラムを組んでラグビーをする。その時の一体感が，患者との垣根をすぐに越えさせてくれる。実習に来た学生もそうだ」と語ってくれたときに，筆者が記憶の奥に追いやっていた感覚がよみがえってきた。

第1回目のおわりに

　気分障害の患者と会話をするときに，一緒にコーヒーを飲む。患者は，「ああ，おいしい」と感想を言う。「だけど香りを感じないんです。うつになってから，味覚と嗅覚が感じなくなったんですけど，やっと味覚が感じられるようになりました。少しよくなった，ということなんでしょうね。それでも香りを感じないのでまだなんでしょう」と，語り始めた。別の患者と一緒にのんびりと池の鯉を見ていると，鯉が飛び跳ねた。互いに「あ。びっくりした」と，感

想を同時に表現すると，患者が，「近くの川で鯉や鮒を釣るんですよ」と語りはじめ，「釣りが好きだし，魚が好き。実は，熱帯魚を飼っているんです」などと，趣味のことを明るく話し始める。さらに別の統合失調症の幻覚妄想状態で苦しんでいる男性患者が真っ白く咲いた立ち桃の木を見た時に，「きれいですね。ウエディングドレスみたいだ」と感想を言う。患者の審美眼と語彙力の豊かさが発揮されて，真っ白く咲く立ち桃の花を見るたびにその言葉を思い起こす。患者は，精神科看護師と一緒に活動することで「いま」に関心が湧く。病からひとしきり離れ，患者は自分の内発的な力を発揮し，そこで発するコミュニケーションの力が精神科看護師に深い患者理解をもたらす。

〈引用・参考文献〉

1）理学療法士及び作業療法士法（昭和四十年六月二十九日法律第百三十七号）．https://www.mhlw.go.jp/web/t_doc?dataId=80038000&dataType=0&pageNo=1（2021年10月1日最終閲覧）
2）一般社団法人日本作業療法士協会：http://www.jaot.org/50th/50th.pdf（2021年10月1日最終閲覧）
3）日本作業療法士協会一般社団法人日本作業療法士協会：五十年史．p.41．https://www.mhlw.go.jp/file/05-Shingikai-10801000-Iseikyoku-Soumuka/0000168998.pdf（2021年10月1日最終閲覧）

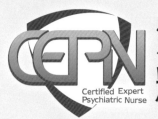

活躍の場を拓く
精神科認定看護師

訪問看護ステーションおあふ
（宮崎県宮崎市）
精神科認定看護師
梅原敏行
うめはら　としゆき

2 「宮崎の精神保健医療福祉を語る会」が めざすもの

　私が精神科認定看護師の資格を取得したのは，2011（平成23）年。いまは統合された「退院調整」領域での資格取得でした。取得当時は宮崎県内の単科の病院で訪問看護に従事していましたが，独立型の訪問看護ステーションでの勤務や宮崎大学医学部附属病院看護精神科リエゾン看護師の経験を経て，2018（平成30）年に訪問看護ステーションおあふ（以下，当ステーション）を開設しました。

「宮崎の精神保健医療福祉を語る会」を 立ち上げる

　精神科認定看護師の資格取得の以前から，比較的状態は安定しているのにもかかわらず，長期入院となっている患者さんたちを前にしてできる限りの支援をしつつも，あと一歩，有効な手立てが見つからないもどかしさを感じていました。臨地実習に来ていた看護学生さんから「どうしてこの方々は退院できないのですが？」と問われ，当時実習指導者であった私自身，明確に答えが出せなかった記憶がいまでも残っています。

　そうしたもどかしさを抱える状況から，新たな一歩進むために，職種や立場を超えた仲間たちが集う『宮崎の精神保健医療福祉を語る会』（以下，「語る会」）を立ち上げました。会を立ち上げた2011年は，精神保健医療体系の再構築や地域生活支援体系の強化など，施策の転換期にありました。これまでの入院医療を中心とした精神科医療の枠組みを見直すことで，あらためて精神科医療・福祉に携わる私たちにできることを探求するという目的を主眼におきました。

　とはいえ，知り合いの仲間が集い，日々の仕事のなかで感じる何気ない気がかりや「愚痴」を喫茶店の一室で語り合うところから始まった会ですので，決して形式ばった（インフォーマルな）会ではありません。主たるメンバー（代表の1人は筆者）は看護師をはじめ医師・作業療法士・薬剤師・ケースワーカー・精神科ユーザーなどですが，それぞれ専門家である前に地域に暮らす1人の住民として，フラットな立場から「こうすれば宮崎県の精神科医療の質は向上するのではないかな」と知恵と工夫を出し合っています。

私たちの活動の内容

2015（平成27）年には東日本大震災の影響で宮崎県に避難・移住を余儀なくされた方々の現状について理解を深めるために，九州に避難・移住をしている人たちをつなぐ自助的な組織で「『うみがめのたまご』～3.11ネットワーク～」や医療行政・メディアと連携する形で「宮崎・こころの健康を語る会」を開催しています。

こうした比較的大きいイベントのほかには，県内で病床削減を進める病院に訪問し，精神科入院医療のあり方について意見交換をしたり，事例検討会や勉強会を開催したりするなどしています。私たちが意見を交わし合うテーマは精神科医療・福祉に限りません。たとえば「いじめ問題」「ひきこもり」などの社会問題についても意見交換を行っています。これは，地域包括ケアシステムの時代において求められる「誰もが地域の一員として安心して自分らしい暮らしをすることができる」ことを実現するためには，さまざまな社会問題をメンタルヘルスの観点からとらえ，その問題に対して「精神科医療に何ができるのか？」を探求していく必要があると考えるからです。

現状の課題と今後について

「語る会」が発足した当時から念頭においていた課題は依然，残っています。たとえば，地域で暮らす精神科ユーザーが関係先に頻回に電話をかけるような行為があったときに，即，「調子が悪いようなので，病院に入院していただきましょう」という案が関係機関から出されるなど，入院医療を中心と考える傾向に大きな変化はありません。本来であれば，そうした事態を前にしても，一呼吸おいて「不安や緊張などのストレスが理由でそうした行為をするのであれば，そのストレス原因は何か。それを除去するには入院医療以外に方法はないのか。（これがもっとも大事な観点なのですが）そもそも本人は何を望んでいるのか」という情報収集と分析が必要とされます。

私たちが活動を継続している「語る会」は，「精神医療に何ができるのか？」を探求しています。数多くあるであろう「できること」の答えの1つとして，地域で暮らす精神科ユーザー本人が「望む生活」を中心においた支援の考え方を他機関と共有していくことがあります。また，その共有には，これまで「語る会」が活動を行うなかで培ってきたネットワークが活きてくるだろうと考えます。今後もこの宮崎の地から，発信を続けていきたいと思います。

情報コーナー

精神科認定看護師制度　令和5年度に制度改正

●制度改正の背景

　当協会では2018年度に「特定行為研修制度に関する検討プロジェクト」を発足し，特定行為研修制度を当協会で実施することや，精神科認定看護師制度において特定行為研修を導入することの是非を検討しました[1]。翌年，「特定行為研修制度および精神科認定看護師制度に関する検討プロジェクト」において，これからの精神科認定看護師に求められる役割と教育のあり方を検討[2]し，精神科認定看護師制度を改正することになり[2]，令和5年度に制度改正を実施することになりました[3]。

●精神科認定看護師がめざすべき目標を明確化

　今回の制度改正では，精神科看護の高度な専門性を備えた精神科認定看護師としての役割を果たすため，必要な知識と看護実践能力を確実に修得できるようにカリキュラムを見直し，精神科認定看護師が，精神障害にも対応した地域包括ケアシステムへ積極的に参画することや，地域共生社会の実現をめざした活動に取り組んでいけるように，認定資格取得後のフォローアップ体制を整えます。そこで，精神科認定看護師がめざすべき目標（表1）を明確にし，それをふまえて精神科認定看護師制度を整えます。

●カリキュラムの概要

　精神科認定看護師がめざすべき目標を達成するための知識や能力を身につけることができるようカリキュラムの見直しを行います。特に，特定行為研修における共通科目を加え，的確なアセスメントと実践力の獲得をめざします。そして，一部の科目ではeラーニングで受講ができるようになります。制度改正に関する情報は，ホームページなどをご参照ください。

〈引用・参考文献〉
1）特定行為研修制度に関する検討プロジェクト報告書（ダイジェスト版）http://www.jpna.jp/images/pdf/tokutei-koui.pdf
2）特定行為研修制度および精神科認定看護師制度に関する検討プロジェクト　報告書（2019年度）http://www.jpna.jp/education/pdf/tokutei-koui_nintei_pj_hokoku_2019.pdf
3）特定行為研修制度および精神科認定看護師制度に関する検討プロジェクト　報告書（令和2年度）http://www.jpna.jp/education/pdf/tokutei-koui_nintei_pj_hokoku_2020.pdf

表1　精神科認定看護師がめざすべき目標

①精神科看護の高度な専門性を備え，精神科認定看護師としての4つの役割機能（実践，相談，指導，知識の発展）を適切に遂行できる。
②時代の変化に対応できる看護の知識・技術・思考を身につけ，精神科医療・看護へ貢献できる。
③精神科看護の対象者と活動領域を広くとらえ，当事者およびすべての関係者を包含した看護を創造できる。

お問い合わせ先：日本精神科看護協会　認定事業担当

TEL：03-5796-7033　FAX：03-5796-7034

精神科認定看護師制度の詳細はQRコードからアクセス

http://www.jpna.jp/education/certified-nurse.html

どん底からのリカバリー —— WRAP®を使って。

アドバンスレベルWRAP®ファシリテーター
増川ねてる ますかわ ねてる

第26回▶ 《カタカナ語》が苦手です③

「リカバリー」＝「取り戻す」？

気がつけばもう，11月です。

振り返れば，今年は，「コロナ・コロナ・コロナ」って書いてきたと思います。読み返すと，「今月は○○名の陽性者が……」という始め方が時候の挨拶のように書かれています。そして，今月（……今日11月1日）は，最多の東京でも「9人」と一ケタの人数で，「0人」も21県です。

感覚としては，"激減"という感じですが，みなさんはどうでしょう？

そして，これはやはり「ワクチン」の効果もあるのかと思うと，「科学の力」ってすごいな！って思います。もちろん，手洗いうがいをがんばっているからだとも思いますが，……でも，手洗いうがいは緊急事態宣言前もかなりやっていたので，違いはやはり「ワクチン」かと思います。自然の力が凄いのは当然として，その力の前に圧倒されていたはずの人間が，「科学」の力で今度はその脅威を押し返している……。そんな風に感じます。

そして，ワクチン開発には，多くの数式が，記号が使われていたんだろうなって思うと，いま，僕たちが取り組んでいる「メンタルヘルスのリカバリー」（……あるいは，「精神科医療」）においての「数式」「記号」は何だろう？ って問いが立ちます。そして，そのうちの1つは，「概念」というか「言葉」かなと思います。

そして，どうしたら，僕たちは「リカバリー」にたどり着けるんだろうか？

前回，僕は「リカバリー」を日本語にすると，「取り戻す」なのではないかと書きました。「リカバリー」を日本語では「取り戻す」だって捉えていくとたくさんのことが見えてきそうです。そして，その後，何か所かで，『「リカバリー」＝「取り戻す」説』を話しています。今月は，「リカバリー」を日本語にして語り合ったことから見えてきたことを書いていこうと思います。

「リカバリー」＝「取り戻す」？

月に1回，「リカバリー」をテーマに勉強会をしている法人でのやり取りです。『「リカバリー」＝「取り戻す」説』を話した後のグループチャ

ットを紹介します。リアルなところを感じていただきたくて，メールの文章を個人名を匿名に置き換えて，該当箇所を掲載します。約2日間にわたってのチャットです。

　Aさん　ねてるさん今日もありがとうございました。とっても個人的な感想ですけど，私には取り戻すという言葉がエネルギッシュ過ぎて自信もなくて遠慮がちな状態だと近寄りがたい印象になってしまうので，もっとまろやかな言葉がいいです。ぴったりしたものが見つからないからこそ，意見交換ができたり，そこからおのおので深められるのでこのままでいいのかもと思ってしまいました。またよろしくお願いします。

　ねてる　Aさん，コメントありがとうございます。そうなるとやはり，「七転び八起き」がいいかな……と思いました。あるいは，「復活」？でも，「復活」だと，人任せすぎるかな。リカバリーは，本人視点，本人起点のもので，誰かにやってもらえるものではないとすると……あー，なんだろう？　って思いますね（笑）。

　Aさん　そうそう。なんだろ？　ですね（笑）。私的には20代の青春は取り戻せないけど60代の青春はある，がめちゃくちゃぐっときました！

　Bさん　ねてるさん，今日も興味深いお話しありがとうございました。たくさんの方の意見をお聞きしながら頭の中であれこれ考えていました。奪われた物やなくした物を「取り戻す」と言うとAさんの言われたように私もとても

エネルギッシュな感じやたいへんそう……と感じてしまいそうです。私のイメージとしては社会的にであれ他の理由であれ歩んでいた道半ばで，その先の道が一時的に断たれたとしても，また道を探してボチボチ歩いていけるようになること，到着地点が同じでも変わっても全然良いし，現時点で自分で選んだ道を歩ける自由があることを楽しんだり，悩んだりする過程がリカバリーなのかなと思いました。再び生きる（元通りではない）再生が私のイメージするリカバリーかなぁ？

　「何を」にこだわらなくていいという考えは何だかホッとしました。

　ねてる　「リカバリー」に出会って，よかったのは，「視点」が自分に戻ったことだったなぁと，改めて思い返しました。誰かの物語でなくて，自分の物語なんですよね，リカバリーって。リカバリーって言葉を使うと，自分の話になるというか。その意味でも，『アナ雪』は，リカバリーの物語ですよね。

　そして，「取り戻す」は「エネルギッシュ」であるとする説，再考してみました。

　「リカバリーに興味がない人はいる。変化するのは大変なことなのです。病気であることを受容し，他人にコントロールされ，生活のあり方に我慢することをずっと昔に学んだのです。慣れ親しんだ安全のなかで暮らすことの方がたやすいのです。『シェリー・ミード，メアリーエレン・コープランド：私たちにとってリカバリーが意味するところ. Plenum Publishing, 2000／久野恵理訳「WRAPファシリテーター研修マニュアル」より）』」という文章があります。ここで言われているような意味でも，「リカバ

リー」はアメリカにおいても，「エネルギッシュ」な言葉（概念）なのかも知れないなって思いました。みんながみんな「リカバリー」したいと思っているわけではない……。

Aさん　そうですね～。私もほんやり考えていたんですけど，私はねてるさんの話を聞いていると，要所要所でねてるさんの覚悟を感じることがあって，主治医から「薬では治せないよ」と言われて，その現状を引き受けたという表現からもその覚悟を感じたりしていたんですけど，覚悟はもちきれないけど変わりたいと思っている段階でもリカバリーはあってほしいとおもうんですよね。

「リカバリー」に出会って，よかったのは，「視点」が自分に戻ったことだったなぁ，と，あらためて思い返しました。あとは生活の中心が病気でなくなることかなと思ったりもしています。何が言いたいのかっていうとうまく整理できないいんですけど，また何か思いついたら投稿しますね。

ねてる　そうですね。変わりたいって思った人全員の想いが叶うといいなって心底思います。そして，その一方で，リカバリーよりも，安全で慣れ親んだ環境で暮らしたい人もいて，それはそれで，尊重したいとも思っていて。何が言いたいか，僕もわからなくなってきていますが（笑）。アメリカでも，みんながリカバリーしたいって思っているわけではない，というか，「リカバリーはしんどいから，自分はいいや」って思う人もいる（みたいで），もしかしたら，リカバリーってそういうものかも知れない。でも，リカバリーしたい！　って思った人

には，とても魅力的で，あ！　リカバリーも一個の選択肢で，万能ではないってことかなと思います。

深い問いを，ほんとありがとう。

「リカバリー」というアイデアも，「民主主義」というアイデアと同じように，いま考えられる最善であって，いつか達成されるものなのでしょうね。そう思うと，なんかワクワクしますが，どうでしょう？

前述の会話は，「『リカバリー』は『リカバリー』だよね」で終わっていたとしたら生まれなかった会話でした。日本語（＝「取り戻す」）にして，その日本語で考えつづけたことによる展開でした。「カタカナ」で話していたときとの違いを感じています。「生々しい」というか，生活を想起して，「感情」が乗っかっていく感じがありました。

「リカバリー」＝「再び」＋「カバー」？

また，別の日，別のところで生まれた会話です。（こちらは，記録が残っていないので，記憶を頼りに再構成します）。

Aさん　「リカバリー」を「取り戻す」とすると，ちょっと強い感じがします。もっと，こう《あせらず，ゆっくり，のんびりと》という感じでもいいって思うんですが，どうでしょう？

ねてる　たしかに，「自分のペースで」ってい

うのが，大原則だと思う。「リカバリー」っていうしてもいいものだろうし，もちろん望まないならしなくてもいいし。でも，望むなら，それが叶うといいなと思うんだよね。そして，「リカバリー」＝「取り戻す」って捉えることで，本人の意思というか想いが明確になる感じがするんだけれども，どうだろう？

Aさん　うーん，やっぱり「取り戻す」はちょっと強い気がして……。ご本人の意思や想いが尊重されるというのはとても大事だとは思うんですが。そうなると，ゆっくりと進行する「リカバリー」っていうのはどう思いますか？

ねてる　うん，あると思う。自分の「ペース」が尊重されるっていうのが，とっても大切。「リカバリー」って，自分で決めていくっていうことを「取り戻す」ことでもあるだろうから。人には，それぞれのペースとタイミングがあるって思うから。
　ただ，「焦らず，ゆっくり，のんびりと……」といいう感じ，「そのまま，そこで……」というのは，「リカバリー」っていう表現でなくてもいいかな……って思うんだけれども，どうなんだろう？

Aさん　どういうこと？

ねてる　うん，それは，シンプルに「尊い人生」って感じが僕はしていて。誰にも，「自分の人生」を生きる権利はあって。どんな人生でも，その人が決めたものは尊重されるべき。これはもう「べき」って言っていいと思うんだけれども，その人が決めた生き方を他の人がどうこう

言うのはおかしいなって思う。だから，留まることも，いまの場所で人生をしっかりと満喫するのはよいことだと思う。そして，そのための「支援」「サービス」はいろいろとある（あった）って思うんだ。
　だから，「リカバリー」が画期的だったのは，「取り戻してもいいんだよ」って言ってくれたこと，「取り戻したいものがあるのなら，いまいる地点から動いてもいいんだよ。それも，選択としてあるんだよ」って言ってくれたことだと思うんだよね。

Aさん　でも，「リカバリー」って，「リ」「カバー」ですよね。つまり，「再び」「覆う」という感じ。自分の力で，再び覆っていく感じ。傷口にかさぶたができて，少しずつ回復していく感じ。だから，私は，ゆっくり回復っていうのも，「リカバリー」だと思うんだけれども，どうでしょう？　もちろん，力強く「取り戻す」っていう人がいてもそれはいいんですけれども……。

ねてる　あ，「リカバリー」の「カバー」。これ，「cover」なのかな？　「cover」ってそもそも何なんだろう？　ちょっと調べてみるね。

cover 意味と語源
【英語】覆いを掛ける　覆う　覆うもの
語源解説
　covrir（覆いを掛ける）→cooperio（完全に覆う）→con-（強調）＋operio（覆う）→hepi（上に）＋wer-（覆う）が語源。「完全に（con-）覆う（operio）こと」がこの単語のコアの語源。uncover（暴く）と同じ語源をもつ。

語源英和辞典 https://gogen-ejd.info/cover/

recovery 意味と語源
【英語】回復　取り戻し　立ち直り
語源解説
　「取り（capio）戻す（re-）こと（-y）」がこの単語のコアの語源。recoveree（取り戻し）→recovrer（取り戻す）→recupero（取り戻す）→recipio（取り戻す）→re-（戻って）＋capio（取る）→kehp-（取る）が語源。recuperate（回復する）と同じ語源をもつ。
語源英和辞典 https://gogen-ejd.info/recovery/

　つまり，「カバー：cover」は完全に（con-）覆う（operio）こと」で，「リカバリー：recovery」は「取り（capio）戻す（re-）こと（-y）」で，そもそもが違う言葉みたい。日本語では，「カバー」が共通の言葉って感じるけれども，「リカバリー」の「カバリー」は，「capio」であって，「cover」ではない。って，いうのがポイントみたい。

　Aさん　あ！　そうだったんですね。単に「カバー」だと思っていた。

　ねてる　うん，僕も調べてみるまでは，そうだった。「リカバリー」が，「取り（capio）戻す（re-）こと（-y）」は知っていたけれども，「カバー」も，「capio」と関係していると思っていた。でも，「カバー」は，「完全に（con-）覆う（operio）こと」。そもそもが，「カバー」ではないし，「capio」とも違うものだったとは知らなかった。

　Aさん　ですね。別ものだったんですね。「リカバリー」と「カバー」って（笑）。

　こんな会話がありました。ちょっとうろ覚えなのと，いまの時点からの脚色が加わっていることをお許しください。また，この会話は2人でされたのではなく，実際は5人でしており，掲載に当たってシンプルにするため，2人の会話で再編成しています……。

　ポイントは，Aさんが，「『リカバリー』の『カバー』って，『覆う』っていう意味の『cover』ですよね？　だから，再び『カバーする』が『リカバリー』ですよね？」と，言ってくれたことが起点になって，「では，調べてみよう！」ってなって，調べてみたら，「カバー」ではなかったということ。僕もそうでしたが，「リカバリー」のカバーは，「cover」だと思っていました。思っていたけれども，あまりにも「自明」のこととして思っていたので，口に出したことがありませんでした。そして，「自明」だと思っていたので，《調べてみる》ということをしたことがありませんでした。

　これも，先の例と同じように，「日本語で」会話をしてみることで進んでいった展開でした。

あらためて「カタカナ語が苦手です」

　別の場所，別の時間で，別の人たちとしたやり取りを2つ書いてみました。それぞれの方々との付き合いは長いのですが，どちらの場所でも，これまで僕は「リカバリーは，リカバリーだと思います」ということで，「日本語にして会話をする」ということをあまりしてきていませんでした。そして，上のような展開はありませんでした。

　ところが，「日本語で，「リカバリーは取り戻す」かも知れない」と思うようになり，話をし

てみると話題が深まっていき，とても「リカバリー」が明確になっていきました。つくづく，「日本語」で感じて，考えているんだな……って思います。

そして，「カタカナ語が苦手です」という意見はもっともなことだと思うようになりました。この一連のテーマのそもそもの問いを再掲します。

Q18
「リカバリー」「ピアサポート」「WRAP」「クライシスプラン」
• なんでカタカナ語ばかりなの？
• 日本語でいうと，それは何ですか？

この問いに対して，僕は以下のように書きました。

カタカナ語で掴んでいる人がいるから，それを使っているのだと思います。……僕がカタカナ語を使うのは，自分はそれで「掴んだから」です。日本語を使う時は，日本語で《それ》を掴んだからです。いずれにしても，自分にとってわかりやすい言葉を，僕は使って話しています。

願うのは，「言葉」アレルギーで触れることさえできなくなるのではなく，「言葉」中毒で言葉に嵌って思考停止になるのではなく。「言葉」を通してそれが意味する《本質》へ。本質に触れられたらって思います。

僕の使う言葉が，みなさんにとってはわかりにくい言葉ということはあると思います。ですので，「言葉」というより，「気持ち」や「願い」や「想い」に意識を向けてもらえるとありがたい。そして，僕らはお互いに，《それ》の用い方

や，いいところやなんかを，何度も発見できると思います。

大切な《本質》と，それを見つめるかけがえのない（さまざまな）人の，それぞれの視点。その2つ。その2つをしっかりと意識して，感じる世界を願います。

でも，これはいまになって考えると「浅いな」って思います。

日本語にして話さないと語られないことがあり，日本語にして話さないと展開していかないことがあるのです。日本語にして話すことで，最大よかったのは，「キャッチボール」ができたこと。日本語で話していくことで会話の量も質も上がっていきました。「カタカナ語」で会話していたときは，ずれていてもなかなか気がつけなかったのが，日本語（訳語）で話していたら，ずれに気づいていきました。「対話」で意味が立ち上がっていくのだとしたら，共通の「日本語」を使うことが意味をより明確にしていくのに大切なことだと，思うようになりました。

もちろん，「翻訳」することで，間違えることもあるかと思います。でも，翻訳することで，間違っていたら間違いに気づきやすくなるんだと思います。そして，違っていても，それが重要な学びのプロセスです。よりしっかりと物事をとらえるための契機になります。

だから「カタカナ語が苦手です」という意見は，とっても重要で，あらためて，この問いを立ててくれた方には頭が下がる思いです。そして，何が「外国語」「外来語」に出会った時に，「それの言葉の本質ってなんだろう？」って考

えるだけでなく，「では，日本語ではなんだろう？」と考えるようにしていこうと思います。それは，お互いがわかり合うため。気持ちや，想いを，理解しあうため。「リカバリー」。みなさんは，なんて日本語に訳しますか？　「リカバリー」。

みなさんのわかってほしい気持ちは何でしょう？　しっくりくる「日本語」は，なんでしょう？　「言葉」が，人と人とがわかり合うた

めにあったらいいなとて思います。

あたたかい秋の夜に。

〈引用・参考文献〉
1）シェリー・ミード，メアリーエレン・コープランド，久野恵理訳（「WRAPファシリテーター研修マニュアル」）：私たちにとってリカバリーが意味するところ. Plenum Publishing, 2000.
2）増川ねてる：《カタカナ語》が苦手です②. 精神科看護, 48（12）, p.50-54, 2021.

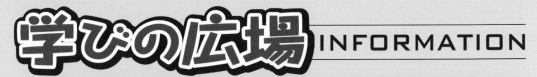
学びの広場 INFORMATION

● 情報BOX

▶ 2022年4月から，日精看の特定行為研修が始まります！（開講申請中）

　医療や介護のニーズがいっそう増大する2025年に向け，精神科医療においても「精神障害にも対応した地域包括ケアシステムの構築」が急務となっています。このようななか，精神科病院の入院患者や精神科訪問看護の利用者において，生活習慣病，高齢化に伴う身体合併症，クロザピンの導入に伴う身体症状の管理など，身体面のケアも重要視されています。また，総合病院では，精神症状やせん妄があっても専門医の診察を受けていない場合があります。そこで，当協会の活動理念の実現にむけて，精神科看護師が積極的にチーム医療に参画し，高度な臨床実践能力を発揮できる人材の育成を目ざして，特定行為研修を2022年4月に開講します。受講のお申込みは2022年1月から始まります。

受講の流れ

　特定行為研修は，「共通科目」と「区分別科目」によって構成されます。研修期間は2022年4～10月です。科目修了試験（7月予定）を経て共通科目を履修した後，区分別科目の履修に進むことができます。8～9月に区分別科目の実習を行い，10月に修了試験を実施予定です。詳細は当協会ホームページをご確認ください。
講義：学研メディカルサポートのe-ラーニングを受講します。週15時間以上の受講が必要です。
演習：当協会が指定する日にオンラインで受講します。主にペーパーシミュレーションによるディスカッションを行い，レポートを提出します。
実習：受講生の所属施設で実施します。共通科目にも実習があります。区分別科目では特定行為ごとに患者に対する実技を5症例以上行い，レポートを提出します。

受講の準備

　受講生の所属施設で実習を行います。所属施設は当協会と連携協力するための協力施設としての登録手続きが必要です。詳細は当協会ホームページの「特定行為研修協力施設登録ガイド」をご覧ください。

特定行為研修受講資格審査

　2022年4月に開講する特定行為研修の受講を希望する方は，受講資格審査を受けてください。出願に必要な書類は，ホームページからダウンロードできます。協会ホームページの出願要項をふまえて，出願の準備を行ってください。

● 特定行為研修受講資格審査の出願要件
　①日本国の看護師免許を有すること
　②看護師免許取得後5年以上の実務経験があること
　③出願者自身の所属施設において特定行為に関する実習および実施について協力が得られ，管理者（看護部長等の所属長）の推薦を有すること

● 審査方法，日程
　審査方法：書類審査／出願期間：2022年1月4日～1月14日／合格発表：2022年3月4日

お問合せ先
一般社団法人日本精神科看護協会　特定行為研修担当
TEL：03-5796-7033　http://www.jpna.jp/
特定行為研修の詳細はコチラ→　http://www.jpna.jp/education/certified-nurse.html#abc

みなさんからの研究論文や実践レポートを募集しています

● **精神科看護に関する研究，報告，資料，総説などを募集します！**

＊原稿の採否

(1) 投稿原稿の採否および種類は査読を経て査読委員会が決定する。

(2) 投稿原稿は原則として返却しない。

＊原稿執筆の要領

(1) 投稿原稿に表紙をつけ，題名，執筆者の氏名，所属機関，住所，電話番号などを明記すること。

(2) 原稿はA4判の用紙に，横書きで執筆する。字数は図表を含め8,000字以内とする。

(3) 原稿は新かな，算用数字を用いる。

(4) 図，表，および写真は図1，表1などの番号とタイトルをつけ，できる限り簡略化する。

(5) 文献掲載の様式

　①文献のうち引用文献は本文の引用箇所の肩に，1)，2)，3) などと番号で示し，本文原稿の最後に一括して引用番号順に掲載する。

　②記載方法は下記の例示のごとくとする。

　　ⅰ) 雑誌の場合　　著者名：表題名，雑誌名，巻 (号)，ページ，発行西暦年次．

　　ⅱ) 単行本の場合　編著者名：書名 (版)，ページ，発行所，発行西暦年次．

　　ⅲ) 翻訳本の場合　原著者名 (訳者名)：書名，ページ，発行所，発行西暦年次．

(6) 引用転載について

　ほかの文献より図表を引用する場合は，あらかじめ著作者の了解を得ること。

　またその際，出典を図表に明記する。

● **実践レポートや報告もどんどんお寄せください！**

　職場での実践報告や看護の工夫などをお寄せください。テーマは問いません。研究目的，方法，結果，考察など研究論文の書式にとらわれなくても結構です。ただし，実践の看護のなかでの報告・工夫に限ります。8,000字以内でまとめてください (図表・写真含む)。原稿の採否については編集委員会で検討します。

● **読者のみなさんとともにつくる雑誌をめざしています！**

　「クローズアップの取材に来てほしい！」「こんな特集をしてほしい」「この記事は面白かった，役に立った」など，思い立ったことやご意見などもお気軽にお寄せください。お待ちしております。原稿のデータはメールで下記の送付先までお送りください。

送付先・お問い合わせ ─────────────

(株) 精神看護出版編集部

〒140-0001　東京都品川区北品川1-13-10　ストークビル北品川5F

TEL. 03-5715-3545　FAX. 03-5715-3546　E-MAIL. ed@seishinkango.co.jp

性暴力被害者の看護支援 ワンストップ支援センターの 活動とトラウマケアの重要性

第28回日本精神科看護専門学術集会 学術講演より

はじめに

暴力といえば，身体的な暴力に目が向きがちですが，身体的暴力に限らず，心理的・精神的・社会的・経済的な，あらゆる方法による暴力の目的は1つ，「相手を貶めて自分が優位に立ち，力を及ぼして支配をしていく」ことです。それは，「あなたはだめなやつだ」というメッセージをさまざまな方法で伝えるもので，自分は価値がないと感じるようになります。1つ1つの行為は小さなことですが，心を傷つけられて，自分がなくなってしまいます。被害者は，感情・思考・希望・プライバシー（安全な場所），プライベートな場所も奪われ，何度も人権を侵害されます。他人と自分，現実と夢を分けている境界線を暴力で何度も壊され，自分と他人を明確に区別できなくなります。自我がつぶされて，自分自身がわからなくなります。自分が信頼できるものではないとなれば他人に頼るしか

◉〈執筆者〉

長江美代子　　ながえ みよこ[1]
米山奈奈子　　よねやま ななこ[2]

1）講師
　　日本福祉大学看護学部（愛知県東海市）教授
2）座長
　　秋田大学大学院医学系研究科（秋田県秋田市）教授
　　一般社団法人日本精神科看護協会 教育認定委員

なくなり，大切にするべき“わたし”がわからず，守ることもできず，何度も被害にあいやすくなるのです。

性暴力被害者への支援

私（長江）は長年，女性と子どもに対する暴力に関する研究・活動を行ってきました。その取り組みは大枠で表1の4つの内容です。

私自身もDVの被害経験があり，「自分のせいでこのような事態になったのだ」という自責の念がありました。しかしそれはDVについて知らなかったからで，周囲の環境などの社会的な要因によってそう思っていたのです。そのためどのようにしてDVが発生しているのかを伝えられたらと博士論文で取り組んだのですが，甘いものではありませんでした。

研究に取り組みながら気がついたのは，DVの精神的な影響としてのトラウマ，PTSDによって，母子ともにさまざま問題を起こしているということです。またDVは世代間伝播することがよく知られています。そのため母子一緒に見ていく必要があり，その連鎖をどこかで断ち切る必要があります。私が取り組んでいるのは，周産期に介入して母子を守るために，ドゥーラという，つまり女性のために女性に寄り添える支援者の養成です。そして暴力の被害にあ

っているにもかかわらず，自分がPTSDだということも気がつかない，だけれども生きづらいと感じている人たち，治療にもつながらず社会生活もできなくなっている人がたくさんいるはずです。そういう方たちへのアウトリーチとして「街角メンタルヘルス―プロジェクト」に取り組みはじめました。

性暴力被害の悪循環の構造

1）被害を見逃してしまうのはなぜか

　性暴力被害には悪循環があり，しかも見逃されています。なぜ見逃されているかというと，環境として被害者は相談をすることがなく，相談場所も知らない，場所があっても足りないからです。そもそも性暴力被害の知識をもつスタッフの不足，組織間での情報共有，連携不足があり，そのうえ被害にあったとしても誰もそのことを話すことがないので，政策に提言できるほどのEvidence-basedデータというのもないわけです。もう1つ，社会的に深刻な問題だとわかっていても金銭的な利益が見込まれづらいために，手つかずのままでいるようでした。

2）支援が届かないことで再被害が生じる

　被害が見逃されている環境においては，後述するようなPTSDの諸症状へのサポートが受けられず，被害者本人はその症状にともなう生活のしづらさにより，失職，貧困，依存症，自殺などの複合リスクを抱え込むことになります。その結果，社会に適合することができず，再被害にあう環境へと追い込まれ，被害がくり返されるという悪循環が生じます。

表1　女性と子どもに対する性暴力被害の支援に関する研究・活動の方向性

①社会の理解を得る
・日本文化におけるDVの文化的スクリプト[1,2]を明らかにする
・DVの精神的影響（トラウマ・PTSDなど）へのこころのケアの必要性
②回復へのプロセスにかかわる：親子プログラム（母子相互作用）
・DVの被害を受けた子どもには多くの場合，発達障害や適応障害がみられる
・DVの被害を受けた母と子はトラウマを抱える
③暴力の世代伝達を断ち切る：周産期に介入し母子を守る
・DVドゥーラの養成プログラム
④つなぎのアウトリーチ
・街角メンタルヘルス―プロジェクト

3）悪循環の世代間の連鎖

　そしてその悪循環は世代を超えて伝わります。子どもの逆境経験に関する研究（ACEs Study）というものがあります。10項目の子どもに対する暴力の数をカウントし，数が多いほどリスクがあるということ，発達障害系の行動の問題，感情の問題，そして不健康になり，早死にしてしまうという報告で世界中が衝撃を受けました[3]。その項目が，PTSDの複合リスクに関連しているのです。これは社会問題です。項目は，身体的，性的，言葉による虐待の3つ，そして身体的および感情的なネグレクトの2つ，さらに家族にうつ病またはほかの精神疾患と診断された者，アルコールまたはほかの物質依存がある者，服役者がいる，母親が虐待を受けているのを目撃した，なんらかの理由で親を失った，この10項目です[4]。

　米国の調査では，通常の健康診断を受けにき

た一般の人たちに聞いたところ，7割の人に1つはあてはまるようです。1つの項目にあてはまる人がもう1つの項目の経験をもっている可能性が約9割あります。項目にあてはまる数が4つを超えると健康リスクがあがり，アルコール依存症でいうと7倍リスクが上がるという報告がされています[4]。本講演のテーマ，性暴力被害に関する米国のデータでは，望まない妊娠，性感染症，性交の早期開始，30人以上の性的パートナー，性的リスク行動とより強い関連を示しました。悪循環のなかで社会生活に適合できない，学校に行けない，仕事ができなくなるということですが，それによる労働力の喪失，依存症に対する治療費などで計算すると，社会経済の損失は約28兆円と見積もられました。そして複合リスクによって次の世代にACEsが引き継がれてしまうわけです。

トラウマ・PTSDへの理解を

1) PTSDの症状はどのようなものか

では，トラウマになるとどういうことが起こるのか，PTSDの症状についてDSM-5では4つのカテゴリーに分けています。

まずフラッシュバックを含む再体験があります。トラウマは五感に焼きつけられるために，音やにおいなど，感覚的なものを意識的，無意識的にも避けてしまうという回避が起こります。また，いつも戦場にいるような状態になってしまう過覚醒，そして認知と気分の陰性変化が生じます。1番強調したい影響としては，人も，ものも，何も信頼できなくなるというところ，根強い罪悪感，恥など，二次的な感情が出てくることです。

被害者本人が自分を責め，汚れた存在になってしまったという恥の感情をもち，また現実にそぐわない性被害に対する周囲の反応を受けますが，それは社会に存在している性暴力被害者へのスティグマや強姦神話（rape myth）にもとづいたものです。被害者の半数以上がPTSDになるといわれていますが，周囲の理解不足ゆえに孤立してしまう。それが大きな要因ではないかと考えています。

2) 性暴力被害でのPTSD，精神障害の発症率

性暴力被害の影響としてお伝えしたいのは，ほかのトラウマ経験に比してPTSDの発症率が圧倒的に高いということです[5]。

成人の性暴力サバイバーの精神障害の発症率は，PTSDが17〜65％で，うつ，不安症状，アルコール・薬物使用，自殺念慮，自殺企図にも関連しています。そのほか強迫性障害，双極性障害，摂食障害，さまざまな依存症ともかかわるということは，一考する必要があります。成人の性暴力被害者の精神病理として，2017年に実施されたレビューですべての研究においてPTSD症状が報告されているというものもあります[6]。

3) トラウマの視点がないことによる誤診

性暴力被害による傷害およびストレス因関連症状は，PTSDの前段階として直接病院に行っていいのではないかといわれるほどです。PTSDの症状以外の症状は性暴力の直接的影響かは言い切れず，明らかにされていませんが，医療者は慎重にみるべきです。トラウマインフォームドケアが提唱される背景には，強迫性，

衝動性，確認行動，躁状態の症状が，強迫性障害，双極性障害とよく似ていることがあります。受診の際に，被害を受けた方は被害が原因だとわからず言わないため，これらの症状だけで違う診断がつきます。解離も起こりますし，統合失調症や発達障害などの診断がついてしまうことがあります。双極性障害，躁うつという診断も多いです。

　PTSDの治療後，躁うつが残ってその治療をしなくてはならないケースが特にティーンエイジャーに多いようです。ただ，どちらの症状が先かというのはわからないようなこともありますが，医療者側でトラウマがあることも疑わないと誤診につながる可能性があるということです。誤診となると薬が効かずに薬が次第に増え，治療薬そのものに対する依存性が生じてしまう人もいます。そのためトラウマに関する知識を一般的な健康情報として提供する必要があります。

　トラウマとの関連性が示される以前には，バタードウーマン症候群，レイプトラウマ症候群，ハラスメント被害症候群などと，うつ，PTSDなどの一連のストレスによる反応性の精神機能不全というようにひとかたまりの症候群と名づけられていました。しかしこれらは同様のプロセスによって人として存在する権利を侵害される行為を受けていたということです。性暴力被害は魂の殺人と表現しますが，深刻な影響を受けているのです。

4）心身，人生への影響

　医療者はPTSDを抱えて生活してきた被害者に出会う頻度がとても多いです。被害者は総合病院でもどこの科にも等しく受診をしていま

す。心身ともに症状が出ますので，身体科の疾患を疑って受診されるのです。しかし身体科では検査をしても異常は見つからず，精神科を紹介されてきた人もいます。

　PTSDにはPTSDに特化した治療がありますので，その治療を受ければ問題のすべては解決できなくとも，早い段階でPTSDそのものはよくなります。反対に何もしないと横ばいではなく悪化していき，生活に支障が現れ，人生を破壊してしまいます。社会復帰，人生がかかっていることなので，PTSDを抱えている方を早期に見つけたいのです。

スティグマと強姦神話

1）被害の経緯

　悪循環にいたるまで被害者は実際にどのような経緯をたどっているのかというと，まず最初の被害にあうのは5〜8歳ころが多いようです。その年齢の子どもは同居の家族から被害を受けることが多いです。加害者が子どもを手なずけて，「絶対に言っちゃいけない」と秘密を強いるため，被害は年単位で継続します。子どもにとってもう家は安心な場所ではありません。夜は眠れなくなり，学校で集中できない，眠くて仕方がない。成績は落ち，不登校や非行につながります。ここで見つけて支援につながないことには被害が続き，自尊心は低下し，再被害にあいます。子どものときは自分に起こったことの意味がよくわかりませんが，思春期くらいになると自分に起こったことの意味に気がつきます。そしてこころを病んでいってしまうのです。家族機能の問題もあり家を出ると，最初はアルバイトをしますがお金に困り始めたところ

にタイミングよく風俗の話がきます。ここでさらなる被害にあうこともあります。そしてパターン化されたようにティーンエイジャーの子たちは集団レイプの再被害にあい，風俗から抜け出してそれ以外の場所で生きていくことを諦めてしまう。その後，DV・虐待，妊娠，中絶，貧困と連鎖していきます。ここで大体20歳前後，救急でオーバードーズなどの自殺未遂で運ばれていることも多く，それをきっかけに精神科につながる人もいれば，保健師に生活保護へつないでもらう人もいますが，そのまま見過ごされてしまう人もいます。救うことができるポイントを考える必要があります。

　もし虐待が疑わしくても，大人は子どもに「子どもは忘れる」「まず話を聞いてから」「逆に無理やり聞くのはかわいそうだ」「大丈夫だと言っているし」と思うかもしれませんが，子どもは絶対に忘れません。解離や，人格を分けるなどして被害の記憶やつらさを押しやって，何事もなかったかのように生活しているのですが，まわりでは再被害も含めて何かが起こっています。もし被害のことを見つけたときは，子どもから話を聞くチャンスは一度しかないと考え，とにかく誰が何をしたかを確かめ，専門家による司法面接につなぎ，法的な介入へとつなぎます。私たちが見つけたら戸惑わずに通告すること，聞き方，聞くタイミングというのは気をつけたいところです。大人は子どもの被害後の人生のダメージを知らないために，「周囲に知られてしまったら（被害者がもっと大変になるので聞かなくてもよいのでは）」と言われますが，それでは被害者の症状が悪化するばかりです。被害者が被害を訴えなければ，加害者は加害の結果について何も罰を受けず，見つから

ないから大丈夫とさらにほかの加害を重ねてしまいます。

2) 被害者が悪い？

　ではこうした悪循環を招く状況を支えているスティグマと強姦神話とはどのようなものでしょうか。簡単に言えば，「強姦されるのは女性に問題があった」「本当に嫌だったら最後まで抵抗する」「強姦するのは見知らぬ人で特殊な人だ」「性的欲求不満が強姦の原因である」「女性には強姦願望がある」「嘘をつく」「夫から妻への強姦はない」「男性が強姦されることはあり得ない」「強姦される男性はホモセクシュアルに違いない」というものです。これらは態度や考え方は実際には間違っているが真実であると世の中に信じられ，しかも脈々と継承されています。

　ポイントは"被害者が悪い"というものです。それをベースにメディアの報道も否定的な内容になります。被害にあうとこうなるのだという，事実とは異なる被害者のストーリーが出回って，被害者のステレオタイプが形成されていきます。恥ずべき振る舞いをした，汚れて価値がない者というステレオタイプです。それが社会に蔓延して内在化されてしまっているため，心から心配している家族がそうした認識にとらわれた声かけをしてしまいます。子どもがやっと親に言えたのに，「どうしてそんな時間にそんなところにいたの？」などの本人を責める言葉が先に出てきます。でもしっかりと話を聞くと，用意周到にそのような状況に追い込まれており，また同様の状況になれば被害にあってしまうだろうということがほとんどで，被害者が悪いというものではありません。それなのに誤

った認識にもとづいて投げかけられる言葉で，被害者は孤立し，孤独になっていってしまう。それがPTSDにつながっていきます。

　被害者の方が支援の窓口に来たとき，最初に出てくるのは「私もいけないところがあった」「はっきりいやだと言わなかった」「ごはんを一緒に食べにいって，勘違いさせてしまったかもしれない」「逃げるチャンスがあったと思える場面もあった」と，自分が被害にあったと思えていないような話です。力関係があってはっきりと言えなかったなどの状況はあったかもしれません。そうはいっても被害者がレイプされてもいいという理由は1つもなく，やはりレイプする加害者が悪いわけです。気をつけようねという部分と，被害にあったということを分けて話をしないと全部本人を責めることになってしまいます。

　しかし残念なことに，警察も弁護士も支援の窓口も家族も，強姦神話を信じています。

3）加害者に問題があるにもかかわらず

　「なぜそんな時間に」「そんな服装で」「お前が悪い」「なぜ自分の家に入れた」「なぜ加害者の家に行った」「被害後に好意的な内容の携帯電話でのやりとりはどういうことだ」などは，理由があるのです。最初はすごく尊敬している人だった，幼なじみで信頼していた人だった，あるいは仕返しされたら，写真などを撮られてばらまくぞと脅されていたら，相手に合わせておかないと危険なわけです。加害者の8割が身内か顔見知りです。一般的に知らない人からの被害をイメージしますが，見知らぬ人からの被害というのは2割以下です。見知らぬ人からの被害は比較的通報や人へ話すこともしやすいよ

うですが，身内からの被害ではしがらみによってすぐに助けを求められません。でも相手に合わせたやりとりを見て，「望んでいたんじゃないの？」というメッセージを周囲が被害者に伝えてしまう。被害者がけがをしていないと，「本当に嫌だったら抵抗できるはず」といいますが，凶器をつきつけられたら相手を刺激しないように穏便に済ませようとするはずです。生きて戻ってきたのにそう言われたら，「え，じゃあ私は死んでいたら本当に被害にあったと信じてもらえるの？」と思わざるを得ません。

　また，脳の扁桃体と海馬の問題もあり，被害を受けるときちんとした言葉で，時間を追って説明することができない状態になります。それを「話さないからおかしいんじゃないの」と警察に言われてしまった方もいます。何もなかったように仕事や学校に行ったことで，被害にあったのは嘘ではないかと言われるようですが，戦場にいるような過覚醒の状態になり，アドレナリンが出ているからなのです。なかったことにしたいと，いつもと同じように振る舞いたいのは誰であってもそうでしょう。

　強姦神話というのは強姦された被害者の問題に注意を向けさせるようになっています。それよりも先に，どのようにして加害者が加害に及んだのかなど，加害者が主語になった質問をすればこんなことを被害者に言わなくても済むはずです。

✒ 性暴力被害の背景にあるDV被害

　性暴力の背景のほとんどにDVの問題があります。はじめにDV被害についての論文が甘いものではなかったというお話をしましたが，留

学から2005（平成17）年に帰国し，2007（平成19）年にはNPO女性と子どものヘルプラインMIEの理事として活動を開始しました。これはいまもDV被害者支援の活動を月に1回行っており，個人だったり，グループだったり，カウンセリングを始め，時々講座も開いていました。

1）母子関係の問題というショック

ここで子育てについての講座を希望するという母親の声を受け，PCIT（Parent-child interaction Therapy）というセラピーの子どもとかかわるスキルを組み込んだ子育て講座を行いました。その際に母子で暴力から逃れてきたが，その後から子どもの問題が行動化する，いじめにあう，発達障害を指摘されたということが多くあることに気がついていきます。この傾向は偶然のものではありませんでした。

支援のなかでショックを受けたのは，お母さんがつらそうな顔で「子どもがかわいくないんですよ」と言い，自分がやっていることは支援として合っていないと気がついたことです。DVがない家庭で子どもとのかかわり方がわからないという話ではないのです。DV渦中にあってその影響を受けてきた，親子のかかわりそのものの修復が必要であることを教えていただきました。

2）記憶を奪うというDV

ほとんどの被害女性は周産期に加害者と同居しています。その状況で妊娠・出産・子育てはどうだったのかと話を聞いたところ，それは本当に悲惨な，孤立した周産期でした。自分の出産について頭に浮かぶことは，うれしい，よかったということではありません。これでやっと

夫が変わってくれる，暴力がなくなる，「そこにあるティッシュとって」とはじめて夫に命令したなどの話でした。とにかく共通していたのは自分のことよりも，夫が中心だったのです。

冒頭で触れたドゥーラの役割は，継続的に中断することなくそこに居続けることで，そのなかに女性の出産に関する記憶を育み，守ることがあります。出産に関する記憶を与えず，「子育て」を奪っていくのはDVの戦略の1つです。出産について，おめでとう，生まれてよかったねという話はたくさんしますが，出産のプロセス自体の話はあまりすることがありません。しかし実際にお話をしてもらうと，顔が輝き，エンパワメントしてくるという場面を何度も見ました。要するに出産というのは，自分ががんばって，自分にはそのような力があるという，自分の力を認識できる機会になるのです。DVでは自分の家族，力づけてくれる友人などから遠ざけられてしまいますが，女性をエンパワメントするようなものまですべて取り去っていきます。能力がないからと言って，子育てをさせないように，子育てを奪われているのもよく見かけました。出産の記憶は守らなくてはいけないと強く感じました。

3）子どもに対するDV発生の状況

DVのなかでも，加害者も最初は子どもに対しては愛情があったとお話されることがあります。ただ，よく話を聞くと，そのほかの手伝いは何もしないけど毎日お風呂だけは入れてくれたといいます。これは危険なことです。実はそこで性被害にあっていて，ある5歳の子はさまざま症状が出ており，診察してもらったところテストも中断しなくてはいけないほどのトラウ

マがありました。離婚の調停で父と面会交流することになり，会う度に状態が悪化してしまっているのに，なかなか聞きいれてもらえないということもありました。

4) 暴力による母子への影響

　2018年のレビューでもあるように[7]，DV被害者の8〜25％は自分の親のDV被害を見ており，またDV家庭で育った子どもの8割は母親に対する暴力を目撃していました。これはACEsの一項目です。暴力の渦中では母子は暴力について何も話しません。それは交流に影響していく。健康状態は悪いです。DVを目撃していた子どもは母親に対してコントロールや行動を強要する傾向があり，重度のストレスを受けると言われています。

　そのような状態の母子に対するPCITのなかであきらかな特徴がみられました。親からの話しかけがなく，一緒に遊ぶことができない，そして子どもに対して明確に直接命令が出せないというものです。あいまいな指示ばかりのため，子どもにはするべきことがわかりません。結果的に，親にとって子どもは言うことを聞かない，子どもは親から言われていることがわからない状態です。親は自然と命令を諦めていました。

　また，子どものリードで，子どもの言うことに合わせた後，「今度はお母さんの言うことを聞く番だよ」と親が指示を出すフェーズがあります。驚いたことに，DVでやさしくする，暴力的になるということをくり返されたことから，このフェーズで罪悪感を抱くようです。DVでは振り回すためにそういうことをしますが，PCITでは目的が異なります。環境をよくするためのPCITのはずが，そうした認知によって

治療が功を奏さないという場面もありました。認知の修正も行わないと効果がない状況です。

　あとは脳への影響もあります。友田明美先生によりCT画像などで科学的にDVを目撃した人の視覚野が小さくなっていること，言葉による暴力によって言語中枢がある場所に影響を受けていることも報告されています[8]。体罰の脳への影響も科学的に示されました。また，東京都内の精神科クリニックの調査で，DV家庭の子どもの健康問題がどの程度生じているかというと，とくに発達障害圏が9.9％と高く，そのほか精神疾患，問題行動など，いずれの数値もDVがない一般的な家庭に比べてかなり高い数値を出しています[9]。

　私がインタビューしたDV被害母子の状態では，母親は切迫早産，低体重出産，産後の肥立ち悪い，産後うつなどが表れ，妊娠中も出産後も体調が良好ではありませんでした。低出生体重などはエビデンスもあり，DVを受けているとストレスで胎児が育たず，小さく生まれます。一方，子どもには音に反応しない，解離，さらなる虐待，食が細い，川崎病などの症状がありました。そのほか，おもらし，発達障害・適応障害・うつ・PTSD，夜驚というのも関連していて，これらの症状が表れているは子どもにはしっかりと確認するようにしています。

「なごみ」での支援活動

1) 性暴力救援センター日赤なごや「なごみ」

　続いて，具体的に支援はどのようなことをしているかですが，2016（平成28）年に，日本赤十字社愛知医療センター名古屋第二病院（旧・名古屋第二赤十字病院）でワンストップ支援セン

ターである性暴力救援センター日赤なごや「な
ごみ」を立ち上げました。ワンストップ支援セ
ンターとは，治療，警察，裁判の手続きなど，
関連する支援を1か所（ワンストップ）で提供
し，被害者の心に寄り添いながら支援につなぐ
ことを目的にしています。

　病院内のホットライン（緊急電話相談）と，
面談室で活動していますが，SDGsの助成金を
得て活動に取り組んでいます。地域のなかでの
医療機関，ボランティア，看護関連の団体，法
関連，そして警察，児童相談所というところと
連携しながら進めています。連携の中心に一般
社団法人日本フォレンジックヒューマンケアセ
ンター（以下，NFHCC）を据えていますが，こ
れは私と当時名古屋第二赤十字病院副院長であ
った片岡さんと一緒に立ち上げたもので，医療
以外の支援活動に携わっています。

　なごみでの5年間の統計で，電話は延べ7,336
件あり，来所していただいた方はその3分の1
程度，診察した方は700件ほどです。新規のみ
では1,473名になります。そのうち面談実数は
693名です。

2) 支援の流れ

　なごみでの支援は，病院拠点型として病院内
に24時間対応のホットラインが設置され，妊
娠や性感染症に関する緊急医療処置を行いま
す。SANE（Sexual Assoult Nurse Examiner：性
暴力被害者支援看護師）という研修を受けた看
護師が，最初の危機介入をし，ソーシャルワー
カーが中心になって支援のコーディネート
がなされています。身体的なケアと並行して，
最初の2〜3週間程度は災害時と同様にPFA
（Phycological First Aid）で対応します。その後，

PTSD症状をモニターしながらトラウマケアが
必要になった人は，専門看護師として私自身が
対応します。回復がみられずに症状が3か月以
上続くとき，あるいはもう少し早い段階で，専
門的なトラウマ・PTSD治療につなぐというこ
とをしています。

3) 支援のなかでの気づき

　支援を通じて得たデータから分析したとこ
ろ，被害から1年以上経過して来所した被害者
の70％は18歳未満で，長年PTSD症状を抱え
て苦しみ，性別関係なく被害にあっていること
も見えてきました。子どものときは男女ともに
同じくらい被害にあっているといわれており，
支援を求めないまま大人になっている方が多い
と思われます。18歳未満の被害は発覚までに時
間がかかり，本人からの電話相談は約2割，そ
のなかで来所までこぎつけたのは4名でした。
思春期の子たちの対応が喫緊の課題になってい
ます。子どもの被害は1回ではなく数回から数
年，親族からの被害もそうですが，SNSによる
被害が増えてきています。ティーンエイジャー
は知識がないために妊娠や中絶にいたってしま
う確率が高くなります。DV，虐待，いじめ，貧
困などとも関連し，各機関がともに取り組まな
ければいけません。性暴力被害の背景の半分以
上はDVがかかわるので，窓口が一緒であれば
見つけられる人，子どもがたくさんいると思い
ます。

具体的な支援の方法

1) どのような支援が必要であるか

　PTSDに関する医療的資源は少なく，対応で

きていません。なぜ少ないのかというと，日本の医療体制では週に1回，1セッション1時間以上かけて集中的に実施するPTSD治療プログラムの実施は経営が成り立たず，そもそも医療者は性暴力被害者対応のトレーニングを受けていないなどの理由があります。根本的に変えていかなければならないことです。

前述のとおり性被害の多くには貧困の問題もともなうため，支援があったとしても就労支援から入ることがほとんどです。しかし，PTSDがある場合は人間関係がうまく保てず，なかなか就労が続かないままに状況はさらに悪化します。本来であれば就労の前にPTSDの治療，経済的な支援が必要です。また，子どもは暴力のなかにいると我慢していい子にしていますが，安全なところにきたところで，問題が表れてくるのです。母子ともにせっかく暴力から逃れてやっと落ちつくことができると思ったところで子どもに問題が表れ，DVがなかなか過去にならないと言われています。

2) 有効なものは積極的に取り入れる

NFHCCの前身，女性と子どものライフケア研究所という団体を立ち上げて研究や支援者育成などに取り組んでいたとき，武蔵野大学の小西聖子先生に現状を相談すると，「すべてを解決することはできないけども，社会復帰にまでもっていく方法はある」とPE（Prolonged Exposer，曝露療法）というものを教えてもらいました。PTSD治療としてPEを実施しているところがみつからず，結局自分でトレーニングを受け，スーパービジョンを受けて実施を始めました。現在10ケースを超え，スーパーバイザーの認定を受けるところまでたどり着いてい

ます。

親子間の問題については親子交流療法といわれるPCITを学会で知り，2014（平成26）年にアメリカのアラバマ州でトレーニングを受けました。ちょうど同時期に日本で精神科医の加茂登志子先生が始められていたため，その後のトレーナーとしてのトレーニングは加茂先生のところでお世話になりました。家族関係を再構築するということにはPCITはとても有効だと考えています。

3) 支援のための人材育成

トラウマ・PTSDの治療ケアの人材育成について，PE，PCITなどの方法のほか，PEの子ども用であるTF-BCT，心理教育プログラムで10〜30人を対象にしたCARE，訪問ではメリデン版といわれる行動療法的家族訪問支援を自分たちでも行いつつ，研修にも取り組んでいます。

なごみの活動で触れたSANEは1976（昭和51）年に米国でDV被害支援にあたった看護師たちが開始したものです。現在米国では多くの地域で研修を受けることが可能で，精神科の看護師も受けています。日本では2009（平成21）年から40時間の研修プログラムが始まりました。2014年には名古屋でもSANE研修を開始し，現在150人ほどが修了しています。なごみでは院内外51名のSANEが活動しています。さらにライフスパンでカバーできるよう，65時間のSANEプログラム研修にアップデートしました。2014年に立ち上げた日本フォレンジック看護学会ではSANE-J（日本版性暴力対応看護師）の認定試験も始めました。SANEプログラムは日本福祉大学履修証明プログラムになり，オンラインで受講可能です。文部科学省のBP（職業

実践力育成プログラム）にも採択されています。ぜひ多くの方に受けていただきたいです。

　また，なごみでは愛知県性犯罪・性暴力被害者支援事業5カ年計画」とタイアップして，愛知県内の救命救急センターに所属する看護師をSANEとして育成し，地域で急性期対応ができる連携センターを増やし支援体制を整備しています。

今後の展望

　今後について，被害直後から慢性期まで対応できる「なごみ」をハブとして，また，急性期対応の連携センターとの連携モデルを構築し，全国に展開していくことをめざしています。人材の育成も重要です。SANEのほか，誰でも受講できる性暴力被害者の支援員（ISVA）の養成プログラムに取り組んでいます。さらに被害の実態を把握するためのデータがないので，AI研究所のチームに入ってもらい，どのような方法でデータを積み上げ，プライバシーを保護したうえで連携をするか探求しているところです。PTSDについては適切な治療先を紹介してもらえるような拠点づくりのため，トラウマ拠点準備チームを構成したところです。啓蒙，啓発も不可欠ですので，国からのヒアリング，見学も受け入れています。

＊本稿は2021年10月16日に開催された第28回日本精神科看護専門学術集会での長江美代子先生による学術講演「性暴力被害者の看護支援 ワンストップ支援センターの活動とトラウマケアの重要性」をもとに，加筆・修正を行い，再構成したものです。

〈引用・参考文献〉

1）Miyoko Nagae, Barbara L.Dancy：Japanese Women's Perceptions of Intimate Partner Violence（IPV）. Journal of Interpersonal Violence, 25（4）, p.753-766, 2010.

2）Miyoko. Nagae：The Cultural Script of Intimate Partner Violence among Japanese. 2007.

3）V J Felitti, et al.：Relationship of childhood abuse and household dysfunction to many of the leading causes of death in adults.The Adverse Childhood Experiences（ACE）Study. American Journal of Preventive Medicine, 14（4）, p.245-258, 1998.

4）Stevens, J. E.：Aces Science 101. https://acestoohigh.com/aces-101/（2021年10月29日最終閲覧）

5）Rebecca Campbell, Adrienne E Adams, Sharon M Wasco, Courtney E Ahrens , Tracy Sefl：Training interviewers for research on sexual violence: a qualitative study of rape survivors' recommendations for interview practice. Violence Against Women, 15（5）, p.595-617, 2009.

6）Emily R Dworkin, Suvarna V Menon, Jonathan Bystrynski, Nicole E Allen：Sexual assault victimization and psychopathology: A review and meta-analysis. Clinical Psychology Review, 56, p.65-81, 2017.

7）Kimberley Anderson, Elisa van Ee：Mothers and Children Exposed to Intimate Partner Violence：A Review of Treatment Interventions. International Journal of Environmental Research and Public Health, 15（9）, 2018.

8）友田明美：いやされない傷―児童虐待と傷ついていく脳. 診断と治療社, 2011.

9）本田りえ，小西聖子：精神科クリニックにおけるドメスティック・バイオレンス被害者の現状と問題．トラウマティック・ストレス，9（2），p.217-225, 2011.

10）Rebecca Campbell, Megan R Greeson, Deborah Bybee, Sheela Raja：The co-occurrence of childhood sexual abuse, adult sexual assault, intimate partner violence, and sexual harassment: a mediational model of posttraumatic stress disorder and physical health outcomes. Journal of Consulting and Clinical Psychology, 76（2）, p.194-207, 2008.

11）Katie M. Edwards, Jessica A. Turchik, Christina M. Dardis, Nicole Reynolds, Christine A.Gidycz：Rape Myths：History, Individual and Institutional-Level Presence, and Implications for Change. Sex Roles, 65, p.761-773, 2011.

12）Erving Goffman：Stigma：notes on the

management of spoiled identity. Prentice-Hall, 1963.

13) Angie C Kennedy, Kristen A Prock："I Still Feel Like I Am Not Normal"：A Review of the Role of Stigma and Stigmatization Among Female Survivors of Child Sexual Abuse, Sexual Assault, and Intimate Partner Violence. Trauma, Violence, & Abuse, 19 (5), p.512-527, 2018.

14) Center for Substance Abuse Treatment, SAMHSA：TIP 57：Trauma-Informed Care in Behavioral Health Services. 2014.

15) Nagae Miyoko, Tomoda Hiroko, Kishi Rieko：Development of a Community-based Intimate Partner Violence (IPV) Doula program in Japan：Identifying perinatal support needs specific to woman experiencing IPV. The International Society of Psychiatric-Mental health Nurses 5th Annual Psychopharmacology Institute and ISPN 14th Annual Conference, 2012.

16) 長江美代子：犯罪にならない性犯罪被害者のセラピー．精神療法, 44 (5), p.56-61, 2018.

17) 法務省：第5回犯罪被害実態（暗数）調査のうち「性的な被害」に係る調査結果（概要）. https://www.moj.go.jp/content/001310511.pdf（2021年10月25日最終閲覧）

18) 長江美代子：DV被害者支援における看護の役割．こころの科学, 219, p.53-59, 2021.

19) 長江美代子：ワンストップ支援センター「なごみ」の取り組みから．地域保健, 50 (5), p.36-41, 2019.

20) Pascali-Bona D：ドゥーラ─出産を継続的に支援するということ．日本フォレンジック看護学会誌, 3 (2), p.121-137, 2017.

21) 岸利江子, 友田尋子, 長江美代子：妊婦健診と産後1か月健診におけるDVスクリーニングの実態─DVドゥーラ・プロジェクト中間報告. 第8回日本子ども学会学術集会, 2011.

慢性期病棟における退院困難要因とLEAPについて
病識欠如と治療ノンコンプライアンス患者への介入

地方独立行政法人山梨県立病院機構山梨県立北病院
（山梨県韮崎市）看護師
加賀爪冬彦
かがつめ ふゆひこ

同 看護師
市川正典
いちかわ まさのり

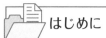

はじめに

　厚生労働省によると精神科における新規入院者のうち約9割以上が1年未満で退院している。その一方で入院期間が1年以上（以下，長期入院）となった患者が21.1万人にのぼるとも述べている。

　当院の慢性期病棟においても長期入院患者に対し，多職種での退院調整やクロザリルの導入，m-ECT治療により精神症状の改善がはかられ退院促進につなげている。しかし，退院に結びつかない患者による入院の長期化も依然続いており，急性期病棟のバックアップを担ううえで退院支援は病棟の大きな課題となっている。疾患別では統合失調症が入院全体の半数を占めているが，筆者はどのような要因が退院を困難しているのか疑問を抱いた。

　今回，慢性期病棟で長期入院となった統合失調患者に対し退院困難度尺度[1]を用い，退院困難因子を明らかにするとともに，退院促進に向けた今後の課題を見出したいと考えた。

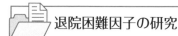

退院困難因子の研究

1）研究方法

　まず長期入院となっている統合失調症患者の退院困難因子を明らかにするため調査を行った。

　量的研究で，研究期間はX-1年4月〜X年3月，研究対象は研究期間に慢性期病棟へ入院しており，かつ入院期間が1年以上となった統合失調症患者20名（男性17名，女性3名）である。研究対象に対し退院困難度尺度を用いて因子別に数値化した。因子は8項目に分類されており，各設問に対して「あてはまらない：0」「ややあてはまる：1」「非常にあてはまる：2」の3段階に分け，計算式より％ile値を算出した。

　研究を行うにあたり院内倫理審査委員会の承認を得た。なお，本論文について発表者らに開示すべき利益相反関係にある企業などはない。

2）研究結果

　退院困難度尺度を用いた因子別の結果は表1，図1のとおりである。20名の平均在院日数

表1　退院困難度尺度個別結果（%ile）

	病識治療	退院への不安	ADL不足	問題行動	自閉行動	身体合併症	自殺企図	家族
A氏, 50代	75	67	20	100	25	0	0	30
B氏, 30代	33	50	0	37	12	0	0	16
C氏, 50代	100	0	0	50	18	0	0	33
D氏, 40代	33	17	50	13	50	75	0	67
E氏, 40代	83	0	50	13	100	75	0	0
F氏, 60代	25	100	50	13	63	0	0	33
G氏, 50代	33	33	30	37	37	0	0	0
H氏, 50代	58	0	0	50	12	0	0	0
I氏, 50代	83	100	100	25	100	100	0	50
J氏, 60代	66	16	0	12	12	0	0	0
K氏, 50代	33	66	0	12	12	0	50	50
L氏, 40代	50	50	0	87	12	0	75	16
M氏, 40代	75	0	30	63	88	50	0	67
N氏, 40代	58	66	40	100	75	0	100	33
O氏, 70代	75	50	90	75	87	100	0	50
P氏, 50代	92	50	90	75	50	25	0	67
Q氏, 60代	58	50	30	87	50	75	0	66
R氏, 50代	100	100	60	88	88	50	0	50
S氏, 50代	83	66	30	87	50	0	0	33
T氏, 70代	100	33	60	50	63	75	0	50
平均50歳	66	43	36	54	50	31	11	35

は714日，平均年齢50歳であった。個別結果では「病識欠如・治療ノンコンプライアンス」（以下，「病識・治療」）「問題行動」「自閉的行動」について，研究対象者全員が困難を抱えていることがわかった。「病識・治療」が50%ileを超える対象15名のうち，「問題行動」「自閉的行動」の両方，もしくはいずれかが50%を超える対象が14名となっている。

平均値は「病識・治療」が66%ileともっとも高く，次いで「問題行動」54%ile，「自閉的行動」が50%ileと上位の3因子となった。

3）「病識・治療」への介入の必要性

結果より「病識・治療」がもっとも高い退院

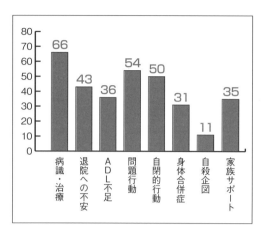

図1　退院困難度因子別平均値（%ile）　N＝20

表2　LEAPの7つの道具[2]

基本の4技法	補足する3つの技法
Listen—傾聴	Delaying tool（遅らせツール）
Empathize—共感	Opinion（和らげツール, 3A`s）
Agree——一致	Apologize（まず謝っておく）
Partner—協力	

困難要因であることがわかった。長期入院患者は再入院をくり返しているケースが多く、再発をくり返すことにより治療抵抗性が強まり、難治化することはさまざまな研究においても証明されている。その結果、精神症状として病識の欠如や治療へのコンプライアンスの低下につながっていると考えられる。病識が得られないなかでの入院による治療は、ストレス脆弱性がある患者にとって負の感情として蓄積される。医療者との信頼関係の低下は治療介入への抵抗として現れ、その結果、退院困難因子として「問題行動」や「自閉的行動」につながっていることが推測される。

このことから「病識・治療」への介入がもっとも重要であり、従来であれば心理教育プログラムなど病識獲得への介入が望ましい。しかし長期入院患者は精神症状の再燃と寛解を繰り返す中で認知機能や集中力の低下がみられ、プログラムへの参加を拒否する患者も多く病識の獲得が難しい現状がある。そのため従来の疾患教育とは別のアプローチを考えていく必要を感じていた。

LEAPとは

池淵は、「病識欠如を病気に対する対処行動としてとらえ、認知行動療法の目的が一つ一つの対処行動を改善することと考えると、病識には認知行動療法の介入が期待される」[3] と説明している。

現在当院で取り組み始めているLEAPは関係構築を主軸として認知行動療法や動機づけ強化療法などが織り込まれたスキルである。LEAPはアメリカの臨床心理士であるザビア・アマダー氏が考案した技法である。当院の医師が翻訳を行った[4]。LEAPとはListen-Empathize-Agree-Partner（傾聴—共感——一致—協力）の頭文字をとったものである。その4つのキーワードと「遅らせツール」「和らげツール」といった対話テクニックが基本となっている（表2）。

LEAPは、精神病の患者を主な対象とする双方向的なコミュニケーション技法であり、動機づけ面接法の要素を大きく取り入れ、病識に乏

しい患者と良好な信頼関係を構築し，その関係性をもとに必要な治療や支援へとつなげることを目的にしている。ザビア・アマダーは「相互の尊重と信頼に基づく関係性構築こそ，病識が乏しい人に精神疾患の治療を受け入れてもらうための鍵なのです」[5]と述べ，先行研究からも治療関係のとりにくさは退院困難要因として有意な影響があることを示唆している。LEAPは傾聴・共感・一致・協力で構成されている。スキルを用いるなかで医療者との信頼関係が構築できれば「パワーバランスにおいて治療を強制する相手」ではなく，「自分のために共によりそってくれる支援者」として感じてもらうことができるのではと考える。病識の獲得が困難であっても，協力関係のなかで病識・治療コンプライアンスへの介入を落ちついて受け入れることができれば，問題行動や自閉的行動の改善にもつながる。結果的に退院先の選択の幅が広がることで，退院促進や長期入院の防止につながることが期待されるため，当院で導入に力を入れはじめているところである。

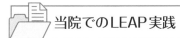

当院でのLEAP実践

それでは当院でのLEAPの実践はどのように行っているのかを紹介したい。当院ではすでに院内でLEAPの研修が行われており，実践する看護師も増え始めている。今回は2事例の実践を紹介したいと思う。

1）事例1[6]：A氏，20代，男性，統合失調症

ストーカー行為と暴力から措置入院歴があ

り，その後も母親へつきまとい，再入院となった経緯がある。退院後の定期受診も初回のみであり，病識の欠如から治療継続が困難な状況にあった。今回，怠薬と治療中断の影響から母親への暴力があり，肋骨，骨盤骨折の怪我を負わせ警察介入のもと医療保護入院となったケースである。

(1) 傾聴 (Listen) について

最初の発語の返答が聞かれるまでは数回（5～6回）の訪室を要した。A氏像を把握するために入院前のことについて質問をすると「友達はいません，相談相手もいません」と返答があった。孤独や自己肯定感の低さが感じられたが，否定や意見を加えずLEAPの技法である理解して返す傾聴を行った結果，「いままでつらかったです」と返答があった。発語までに時間はかかるがしっかり感情表出ができることを知った。

暴力の経緯や，内省につなげるための情報がほしいと考えたが，意図的に暴力の内省に関連した核心的な話題は避け（遅らせツール，）看護師は「今回の行動（暴力）は，A氏なりに理由があったと思うが，いまは話さなくてよい。A氏のことを知りたい，つらいことがあれば一緒に考えたい」と話すと，「はい」と返答があった。看護師の質問は，和らげツール（まず謝っておく）を活用し，「A氏の力になりたいからA氏のことを知るためにいろいろ聞くことがある。今後，いままでを振り返るなかで失礼なことを聞いたり傷つけたりする可能性があるかもしれない」ことを謝り，そのうえで「入退院をくり返さないために必要なことを一緒に考えたい」と

伝えると「わかりました」と今後の看護面接継続につながる返答があった。

(2) 共感（Empathize）について

看護面接時に友達はいないと話す背景には，「まわりから悪口を言われている気がする」と被害妄想の症状の潜在化を確認した。また，コミュニケーションを苦手とすること，孤独を感じていたことがわかり，A氏の感情を知ることができた。自己肯定感の低下に影響したと考えられるつらかった過去，不安，苦痛などA氏が抱いている感情に対して，「それはつらいですね，私でも苦しいかもしれませんね」と共感を示した。

A氏の立場にたち共感を示したうえで，和らげツール（完璧ではないことを認める）を活用し，「役に立てるかはわからないし，力になれないかもしれないが，気軽に兄や友達のようにいつでも相談してよい」ことを話すと少し照れた表情で「お願いします」と反応があった。意図的に核心的な話題は避け（遅らせツール），暴力や衝動行為の要因については，11回目の看護面接以降で過去の再入院の経緯を聞くことができた。過去のストーカー行為については「つきあっている人でした。なんかうまくいかなくて」と話し，母親への暴力に関しては「悪いことをしました。謝りたいです」と感情を表出した。A氏なりのつらさや恋愛の欲求が満たされていない苦痛を共感したうえで，どのように対処したらよかったのか振り返ることを行った。

(3) 一致（Agree）・協力（Partner）について

4回目の看護面接（2か月目）では，一致と協力に重点をおいてかかわった。退院後の目標を設定し，一緒に協力して取り組む姿勢が必要と考え，共有のツールとしてストレングスマッピングシートとクライシスプランを活用した。

入院2か月後には，本人から「いまさらですが統合失調症ってどんな病気ですか」と，病気に対しての質問があり，笑顔が見られたり看護師へ自分から話しかけたりと感情表出の変化が見られた。看護師が「病気と向き合う姿勢，笑顔が見られたことを嬉しく思う」と，素直な気持ちを伝え，治療関係の構築に努めた。主治医から，退院を見すえた治療として持効性注射製剤（LAI）の導入が勧められ，「分かりました」と拒否なく受け入れることができた。

病状コントロールと再発予防のために定期受診を勧めると「来るようにします」と返答があった。受診を約束できたことから退院を意識し再発予防のための指導へつなげることができた。本人と一緒に注意サインや対処行動について考え，困った際に相談できるようクライシスプランを作成し，退院となった。再入院することなく過ごされている。

2) 事例2：B氏，60代，男性，統合失調症

高校中退後，自衛隊に入隊したが様子が変わり，20代より県内各地の精神科病院の入退院をくり返す。拒薬により幻覚・妄想が強まり，X-18年には家族にハンマーを持ち追いかける状態となるなど措置入院歴もある。今回はX-1年，薬再開の勧めにも応じず幻覚，妄想，易怒性が強まり，精神運動興奮状態となり入院。3か月後に一旦退院を試みたが，精神運動興奮が強まったため，翌日に医療保護入院となったケ

ースである。

入院直後，話しかけても返事をしない患者が気に入らず，顔面を殴打し，保護室に入室。拒薬も見られているときからの介入となった。

(1) 傾聴 (Listen) について

看護師が配薬に行くと「この薬（オランザピン）を飲むと逆流性食道炎で胃がムカムカするだよ。認知症にもなっちもうだ！幻覚妄想はないから俺は統合失調症じゃないんだ！」と易怒性が見られ，ポータブルトイレに薬が吐き出してあることも見られていた。訴えがある際には「病気ではないと思っているのですね」など，相手の言葉でそのまま返し，私がどう理解したかを，相手に伝え返していった。

関係が構築する前に「俺に薬が必要と思うだけ？」とイライラしながら確認してきたときには，「私がどう考えるよりもB氏の意見の方が大切だと思っているので，薬をやめたい理由をもう少しお話していただけないでしょうか」など，私の意見を言うのをできるだけ遅らせた（遅らせツール）。築きつつある協力関係を保ち，マイナスが生じるのを遅らせることができた。

また，B氏は入院前の浪費傾向が見られたため，兄が月4万円の支援を打ち切ると言い出したことに「4万円がないと生活していけんだ」と不安を強めた。その訴えに対し，私は「4万円の支援がないと生活できないと考えているのですね」など不安の傾聴に努めていった。

(2) 共感 (Empathize) について

B氏は，たびたび薬を飲みたくないことや副作用（胃部不快など）を看護師に訴えてきた。

それに対して「胃がムカムカしてつらいし，忘れっぽく感じることは不安ですよね。もし，私が同じ立場であっても薬を飲むのを躊躇すると思います」など，B氏が薬を飲むことについて感じている不快感（薬に関連した胃部不快など）に共感することに集中した。B氏が自分の意見が尊重されたと感じられる関係性を意識してかかわっていった。お金の不安に対しても「私が同じ立場であったら不安でやっていけないと思います」と共感を示した。

そのうえで和らげツール（完璧でないことを認める）を活用し，「役に立てるかどうかはわからないし，力になれないかもしれないが，私のほうからも兄に頼んでみましょう」と伝えた。すると「お願いします」と感謝を伝えてきた。

(3) 一致 (Agree)・協力 (Partner) について

B氏は，その後も「オランザピンをなくしてほしい。これを飲むと胃がもたれるし，認知症になるだよ」と常に胃の負担の少ない薬を希望されていた。そこで，主治医とも相談し，一旦は内服を中止し，持効性注射製剤（LAI）に切り替えることとした。本人もそれを受け入れたが，腎機能が低下していることがわかり，実施することができなくなった。そのため，別の薬に処方変更したところ，嘔吐が続くなどの副作用が出現し，その薬も中止せざるを得なくなった。再度，本人とも相談したところ「内服を続けるならジプレキサっていう薬がいいね。ジプレキサに替えてくれんけ」とジプレキサへの処方変更希望が聞かれた。主治医や看護師から，以前飲んでいたオランザピンとジプレキサは同じ薬であることを説明した。しかし，「同じで

もジプレキサでいいですよ」と本人のネームに対する固執が強いため，ジプレキサザイディス錠を試してみることとなった。すると「この薬は口で溶けるから胃もたれが前よりいいよ」と変化が見られた。その後，「この薬はいつまで飲むで」と穏やかに意見を求めてきた。

ここまで「理解して返す傾聴」と「共感」のツールを使ってきたので，B氏が薬（治療）を受け入れるための動機（胃部不快や忘れっぽさを治したい，再入院したくないなど）がわかってきた。B氏と私は，胃部不快を治したい，再入院を避けたいという一致できるところが見つけられ始めていた。そこで私は，薬の必要性について述べるときが来たと考えた。和らげツール（まず謝っておく）を活用し，「薬の必要性について私がどう考えているかを伝える前に，がっかりさせたりするかもしれないことを謝っておきたいと思います」と伝えた。そのあとに，薬の必要性を説明し，私が間違っているかもしれないが（和らげツールが完璧でないことを認める），胃部不快を和らげ，再入院しないようにするためには，いまの薬が役立つかもしれないこと，この薬を飲んでも認知症にならないことの考えをはじめて示すことができた。そのうえで，この点については申し訳ないが，お互いの意見の違いを認めてほしい（和らげツールの意見を認め合う）ことを伝えていった（和らげツールの「3つのA」の活用）。認知症になることへの不安については，本人が信頼しているという主治医以外の医師からも説明をしてもらう機会をつくり，その医師からもジプレキサは認知症になる薬ではなく，考えをまとめる薬であ

ることの説明を受け，不安の軽減につなげられた。

また，お金についてもB氏から「看護師さんからお金のことを兄貴に言ってくれんけ」と希望が聞かれた。その不安に共感し，看護師も面会に入り，B氏がいままでどおりの月4万円の支援を希望していること，現在は入院費の支払いも自分で行っていることなど領収書を見せながら，兄に4万円の支援をお願いした。その後，兄が継続支援を受け入れてくれた。B氏にそれを伝えると「ありがとね。助かったよ」と協力してくれたことへの感謝を伝えてくるなど，看護師への信頼度を高めることにつなげられた。

一致点が「再入院しない」であることがわかったので，その目標を達成するために協力関係を深めながら，B氏に今後も薬を飲み続けることが必要であることを伝え続けている。現在は，時々，薬の不安を述べることはあるが，拒否することなく，スムーズに内服継続できており，自宅への退院をめざしている段階である。

信頼関係を築くこと

傾聴についてザビア・アマダーは「その人が自分の話をちゃんと聞いてもらえなかったと感じていたら，あなたの話を聞いてくれるわけがないじゃないですか」[7]と述べている。A氏，B氏いずれの事例も，傾聴するときに，それがたとえ妄想的であってもそのまま受けとめ，看護師の意見は言わず，異議も唱えず，議論をしないことに気をつけたことで，治療について話し合うことへの抵抗が減ってきたものと考える。

また，共感についても「その人の気持ちに共感し，それを伝えれば，その人もきっと自分が理解され，大切にされていると感じてくれるはずです。気持ちを理解していると伝えるたびに，その人も徐々に防衛的な姿勢を和らげ，あなたの考えに対しても心を開いてくれるでしょう」[8]と述べている。患者の気持ちを理解し，看護師の率直な気持ちを伝え治療関係を構築したこと，患者・医療者のお互いの意見を尊重し目標を共有したことは，患者が看護師に心を開き治療継続の意思へ導いたかかわりであったと考える。さらに，「理解して返す傾聴に共感を組み合わせると魔法のようなことが起きます。その人の方からあなたに意見を求めてくるのです」とも述べている[9]。両事例ともに，理解した傾聴・共感を組み合わせてきたことで，看護師に意見を求めてくるという変化につなげられた。「積極的な傾聴スキルを大切にするコミュニケーション技法を用いると，お互いの信頼関係を生み出し，たとえ自分が病気とは思えなくても治療の受け入れに結びつく」[10]と述べられているとおり，LEAPを使って関係を築いてきた後に意見を伝える時期にもなると，防衛的な姿勢はほとんど見られなくなっていった。LEAPを使うことは病識の乏しい患者に治療を受け入れてもらうための鍵となった。同時に，その鍵を使うことにより，孤立からその患者を解き放てることにもつなげられるのではないかと考える。

〈引用・参考文献〉
1）井上新平，安西信雄，池淵恵美編：精神科退院支援ハンドブック―ガイドラインと実践的アプローチ．医学書院，p 70，2011.
2）八重樫穂高：「病気じゃないからほっといて」と言う患者さんと信頼関係を築き，治療を導入するには．医学書院，23（1），p.22-35，2020.
3）池淵恵美：「病識」再考．精神医学，46（8），p.806-819，2004.
4）ザビア・アマダー，八重樫穂高，藤井康男訳：病気じゃないからほっといて―そんな人に治療を受け入れてもらうための新技法LEAP．星和書店，2016.
5）前掲書4），p.271.
6）千野升一郎：思考障害から感情を表出できない患者への看護を振り返る LEAPを用いた看護面接を通して．日本精神科看護学術集会誌，61（2），p.84-88，2018.
7）前掲書4），p.93.
8）前掲書4），p.157.
9）前掲書4），p.158.
10）前掲書4），p.301.

学の視点から精神保健（メンタルヘルス）で地域をひらく

安保寛明 あんぽ ひろあき
山形県立保健医療大学看護学科（山形県山形市）教授

㉑

21st Step　援助希求行動の喚起（2）

いよいよ年の瀬ですね！　さて，この連載はここ数回を通じて自殺予防と社会的孤立からの回復支援を紹介しています。前回から引き続き“援助希求行動”を扱います。

援助希求をためらわせる感覚

助けを求めることをためらうのは，特別な感覚ではありません。たいていの人は，職場や家族に対してであっても一定の遠慮や気遣いをしながら暮らしていて，その気遣いに「相手に心理的負担をかけない」があることが多いです。私自身も職場や家族に対する気遣いの1つの表現型として「自分のことは自分でやる」と考えることが多くあります。

生きる自分の価値に対してあまり疑念が生じない場合には，他者への気遣いよりも自分の苦労や負担の解決を優先してほかの人に援助希求行動を起こす可能性が高くなると思いますが，自分の存在や価値が小さく見えてしまうと助けを求めにくくなることでしょう。

心理学者のE.エリクソンは精神的成熟過程のうち10代半ばまでに経験しやすい感覚を紹介しています[1]。たとえば，自分なんていてはいけない存在だと思うことを恥の感覚，自分の存在や考えに確信がもてないことを自信のなさ（不信感）などとしています。

これらの感覚の多くは私たちが学校に入る前からもちやすい感覚です。たとえば，幼児がウンチを漏らすととても悲しい気持ちになり涙を流しますが，これは周囲の人々がしないことして，自分という存在がちっぽけにみえる感覚なのです。これらの感覚は大人になるまでに“恥”や“罪悪感”などの言葉があてられますが，子どもは言葉ではなく感覚として経験します。感覚として記憶されるために記憶に残りやすく，つらい気持ちがよみがえってきやすいのです。

精神的に追い詰められたときに援助希求がしにくい人は，これらの感覚をもっていたことが多いと考えています。自分がどういう状況かを親戚や職場の同僚に言いにくかったり，話しても“それはあなた自身の問題”と言われて罪悪感が強化されたり，誰かと自分を比較して悲しい気持ちになったりすることがあるでしょう。

このような罪悪感や悲しい気持ちは，思い出すだけでその感覚がよみがえり，つらさを自己増殖させてしまいます。自分のこころの元気が低下するだけでなく，重要な人（家族や友人）

とのコミュニケーションにも暗い影を落としてしまう場合があります。

"おおきなかぶ"の感覚で

大きな悩みはたいてい複合的な困難をもたらすため，「助けを求めても解決しないだろう」という見とおしの暗さが，援助希求をためらう理由になってしまう場合がよくあります。

私は，これらの悩みがあるときには，1人や2人で考えるのは諦めるのがいいと話しています。名づけて「おおきなかぶ」作戦。「おおきなかぶ」はロシアの文豪トルストイが書いたお話です。この後に出てくる「かぶ」を「悩み」と見立ててみてください。

ねこはねずみをよんできました。ねずみがねこをひっぱって，ねこがいぬをひっぱって，いぬがまごをひっぱって，まごがおばあさんとひっぱって，おばあさんがおじいさんをひっぱって，おじいさんがかぶをひっぱってー，うんとこしょどっこいしょ。やっと，かぶはぬけました[2]。

合理的に考えてみると，大きなかぶが抜けないときに呼んだほうがいいのは，むらいちばんの力持ち，仕事に出て行った娘や息子，などの「力」のある人のはずです。でも，大きなかぶが抜けたのは，ねずみが加わったときだったのです。

そう。大きなかぶが抜けたのは，一緒に取り組んでくれる"仲間意識のある存在"があったからです。ネズミなんて来ても無駄だ，この村には若い働き手がいない，などに注目するのではなくて，自分たちの考え方（大きなかぶを抜きたい！）に一緒にかかわってくれる存在があ

ることが，チャレンジを続けさせ，そして"かぶ"を引っこ抜いたのです。

それに，むらいちばんの力持ちより，ネズミが来てくれてかぶが抜けたほうが，おじいちゃんおばあちゃんともに，自分たちのことを素直にほめることができてうれしいでしょうね。

"助ける"より"助けを呼ぶ"

この例から，援助希求行動を喚起するために私たちが普段から行ったほうがいいことは，「助言する」などの直接の援助よりも，誰かとのかかわりを通じて理解者を増やしたり，一緒に取り組んでくれる人を増やしたりといった行動であると言えます。リフレクティングやオープンダイアローグなどの考え方をもった対話がもたらす意味や意義はいくつかの書籍によって理解が深まってきています。現代は指示や助言といった直接的な方法よりも侵襲性の低い方法の価値が高まっているのではないでしょうか。

みなさまにも，よい年がやってきますことを願っています。

〈引用・参考文献〉
1）横山恵子，藤田茂治，安保寛明編．精神科訪問看護のいろは，精神看護出版，2019．
2）A．トルストイ，内田莉莎子訳：おおきなかぶ（こどものとも劇場）．福音館書店，1998．
3）矢原隆行．リフレクティング―会話についての会話という方法．ナカニシヤ出版，2016．
4）斎藤環：オープンダイアローグとは何か．医学書院，2015．

Next Step
地域づくりとしての家族支援

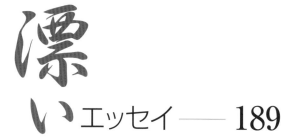

坂田三允の

漂い エッセイ—— 189

来世ってあるのかな

　NHKラジオ第1放送には，365日，毎日夜の11時5分から始まり，次の日の朝5時まで続く「ラジオ深夜便」という番組がある。朝型人間の私は，始まりのころはもう深い眠りのなかにいるので聞いたことがないのだが，早朝3時から始まる「にっぽんの歌こころの歌」を聞きながら出かける準備をする。アンカーさん（番組の進行を担当するパーソナリティーの呼び方）の趣味（？）なのか，視聴者からの要望によるのかはわからないけれど，懐かしい歌が流れることが多い。時には後期高齢者の私でも知らないような昔の歌も流れる。最近の歌はこれまで聞いたことがない。視聴者からのお便りが紹介されることもあるのだが，若者からのお便りもまたこれまで聞いたことがないのだから，これはまさに高齢者向けの番組なのだろう。昔から朝型人間だった私はあまり意識したことはなかったけれど，年寄りは朝早く目が覚めるというのは本当のことなのかもしれないなぁと思う。

　昔流行った懐かしい歌で気分がよくなった後にくるのは，4時台の「明日へのことば」である。これも

また，どういう基準で選ばれるのかよくわからない。単発のお話が多いのだが，第1月曜日と第4月曜日は出演者が決まっていて，第1月曜日は穂村弘さんの「ほむほむのふむふむ」，第4月曜日は「絶望名言」で頭木弘樹さんが出ており，私はこの2つのコーナーのファンなのである。

　「ほむほむのふむふむ」は現代短歌の歌人である穂村さんが行う，視聴者から投稿された短歌の紹介と批評（感想？）で成り立っている。短歌というと古今和歌集や百人一首を思い浮かべてしまって，私のなかでは親しみにくいものであった。俵万智さんの『サラダ記念日』がベストセラーになったけれど，「これが短歌？　なの？　ふ～ん」程度の感想しかもてなかった。でも，穂村さんの話を聞いていると，少しずつ短歌が身近なものになってくる。たとえば"空き巣でも入ったのかと思うほど私の部屋はそういう状態"は，穂村さんによれば，普通は「私の部屋は散らかっている」という表現になりやすいかもしれないが，それだと単なる情報になってしまう。でも「そういう状態」という言葉には読んだ人が

坂田三允
さかた みよし
多摩あおば病院看護部顧問（東京都東村山市）

Miyoshi SAKATA

TADAYOI ESSAY

ふと立ちどまって想像できる，参加できる余地があり，それがいい。読んだ人がどのようにでも解釈できる情報であることがよいのだというのであった。なるほど，面白い。でも私がつくると，きっと「散らかっている」になりそう。センスが問われるのだなと思う。

そして，「絶望名言」。頭木さんは医学書院から『食べることと出すこと』（2020）なるご本を出版された潰瘍性大腸炎に苦しめられた方である。10月25日に放送されたテーマは鴨長明の『方丈記』であった。「行く川の流れは絶えずして，しかも本の水にあらず。よどみに浮ぶうたかたは，かつ消えかつ結びて久しくとゞまることなし」。方丈記を読んだことはなくても，この書き出しは知っているといわれるほど有名な文章。鴨長明の隠遁にいたる人生と重ね合わせると，とても身につまされる。

鴨長明が書いたのは方丈記だけではない。発心集という仏教説話集も編集していて，そちらの話もまた身につまされるものだった。連花城という有名な聖人がいて，あるとき親交のあった法師の登蓮に「年をとるにつれて弱くなって

きたので，死期が近づいていることを疑うことがありません。最期には邪念を払った心のままに死ぬことが最上の頼みなのですが，心が澄んでいるときに，入水をして死のうと思っております」と言った。それを聞いた登蓮はとめたのだが，連花城の決意は固く揺るがなかったので一緒にその日のために準備をした。そして入水の日を迎え，連花城は念仏を唱えながら水の底に沈んだのだった。しばらくたって登蓮の前に連花城の霊が現れ，私は自分の心のほどを知らないでどうしようもない死に方をしてしまった。まさに水に入ろうとしたときに，後悔の気持ちがでてきた。でも，大勢の人が見ているなか自分で引き返すことはできなかった。だからとめてほしいとあなたのほうを見たのにあなたはとめてくれなかった。恨めしさで，少しも往生のことを考えられなかった。そのせいで予期せぬ道に入ってしまった。それは自分が愚かだったことの罰なので，人を恨むべきではないのだが，死に際に残念だと思った一念でこのように出てきたのだといったというものである。

頭木さんは，人は元気なときにはいつ死んでもいいとか，病気で苦しんでいる人を見てこんな思いをするなら死んだほうがましとかいうけれど，いざそのときが来ると，気持ちは変わる可能性があるということ，だから安易に死に方について語るべきではないのだろうという意味のことを話されていた。私の父はよく言っていた。「いつ死んでもいいと思っているのだが，それがこの日だという日はなかなかやってこないものだ」と。私にしても，この年になって思い残すことはない。いや，やりたいと思っていてできなかったことならたくさんある。たとえば越後三山に登ること，読もうと思って購入したのにまだ読んでいないたくさんの本，でもこれらは生きながらえたからと言っていまさらできるというものではないしなぁと思うのだ。よどみに浮かぶうたかたのように，消えてはまた浮かんできたりして……もう読めないのだから捨てればいいのに捨てられないでいる本の数々。来世があるかどうかわからないけど，来世の楽しみに残しておくのも悪くないかなと思う私なのである。

2021年「精神科看護」総目次

第341〜353号（Vol.48　No.1〜13）

＊表示は題名，著者，号数，開始ページ

特集

月刊 精神科看護
THE JAPANESE JOURNAL OF PSYCHIATRIC NURSING

2021年 12月 20日発売

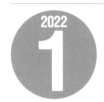

2022 1

特集
体表に見える生活上の問題
―QOLを向上させる身近なケア

精神科病棟における褥瘡, スキン-テアについて
スキン-テアの予防とその実践
現時点におけるスタンダードな褥瘡の処置
皮膚のトラブルを予防・改善するケアの工夫

EDITING POST SCRIPT

◆先日久しぶりに国立科学博物館へ行ってまいりました。見に行った特別展は古代エジプトのミイラがテーマで, 最新の技術をもってミイラを傷つけず調査した結果を紹介していました。古代エジプトではパンなどの食物に小石が混ざり込むことも多く, 歯に疾患を抱える人が多かった……など, その当時の生活や背景がうかがえるようでとても面白かったです。ミイラは死後の復活を願いつくられるものといわれていますが, ミイラを見ていると1人の人生を凝り固めるとこのような形になるのだろうかと思わせられます。何気なく見に行った展覧会が私の人生の形にどのような影響をもたらすのか, 案外見知らぬ誰かのほうがわかるのかもしれません。　　　　　　　　　　　　　　　　　　　　　(C)

◆べたっと膝をつき, 前かがみになってのぞき込むように新聞を読む見慣れた姿勢を崩して, ふいにこちらを向いて, 祖母は「誰だっけねぇ」と言いました。それから食事の用意を始めました。「誰かわからない人にご飯つくるんだ？」といじわるく言っても, 祖母はただニコニコするだけ。その穏やかな笑顔のおかげで, こみ上げてくる感情が落ち着いていくのを感じました。こんなもんだよなぁ, と受け入れられました。昔の話です。　(S)

■お詫びと訂正
2021年11月号, p.017で紹介した書籍名に誤りがありました。お詫び申し上げるとともに, 以下のように訂正いたします。
p.017左段　7行目
　誤)『ぼくはイエローで**グリーン**, ちょっとブルー』
　正)『ぼくはイエローで**ホワイトで**, ちょっとブルー』

STAFF

◆月刊『精神科看護』編集委員会 編
　金子亜矢子(一般社団法人日本精神科看護協会)
　小宮浩美(千葉県立保健医療大学健康科学部)
　佐藤恵美子(一般財団法人聖マリアンナ会東横恵愛病院)
　中村博文(茨城県立医療大学保健医療学部)
◆月刊『精神科看護』サポートメンバー
　小原貴司(医療法人昨雲会喜多方飯塚病院)
　澤越鈴菜(医療法人明心会柴田病院)
　澤田恭平(医療法人明心会柴田病院)
　鈴木 遥(医療法人昨雲会飯塚病院)
　馬場大志(医療法人昨雲会喜多方飯塚病院)
　濱田真理子(医療法人勢成会井口野間病院)
　三並淳一(医療法人社団翠会成増厚生病院)
　宮﨑 初(第一薬科大学看護学部)
　森 優(医療法人勢成会井口野間病院)
　吉山直貴(医療法人誠心会あさひの丘病院)
　米山美穂(長野県立こころの医療センター駒ヶ根)
◆協力　一般社団法人日本精神科看護協会
◆EDITOR　霜田 薫／千葉頌子
◆DESIGNER　田中律子／浅井 健
◆ILLUSTRATOR　BIKKE
◆発行所
　(株) 精神看護出版
　〒140-0001 東京都品川区北品川1-13-10
　　　　　　　 ストークビル北品川5F
　TEL.03-5715-3545／FAX.03-5715-3546
　https://www.seishinkango.co.jp
　E-mail　info@seishinkango.co.jp
◆印刷　山浦印刷株式会社
●本書に掲載された著作物の複製・翻訳・上映・譲渡・公衆通信(データベースの取込および送信可能化権を含む)に関する許諾権は, 小社が保有しています。

2021年12月号　vol.48 No.13　通巻353号
2021年11月20日発行
定価1,100円(本体価格1,000円+税10%)
ISBN978-4-86294-256-2

精神科看護

定期購読のご案内　月刊『精神科看護』は定期購読をおすすめします。送料, 手数料は無料でご指定のご住所へお送りいたします。バックナンバーからのお申し込みも可能です。購読料, 各号の内容, 申し込み方法などは小社webサイト(https://www.seishinkango.co.jp/) をご確認ください。